Chao-Hsiu Chen

CHI-Lebenskraft

Die Kunst, der Schönheit und Gesundheit
Dauer zu verleihen

mit 18 Kalligraphien der Autorin

VERLAG PETER ERD · MÜNCHEN

Die Deutsche Bibliothek – CIP-Einheitsaufnahme

Chen, Chao-Hsiu:
Chi-Lebenskraft: die Kunst, der Schönheit und Gesundheit
Dauer zu verleihen / Chao-Hsiu Chen.
Mit 18 Kalligraphien der Autorin. – München: Erd, 1994
ISBN 3-8138-0345-7

Umwelthinweis:
Alle bedruckten Materialien dieses Buches sind
chlorfrei und umweltfreundlich.

Umschlaggestaltung: B.K.S. Werbeagentur GmbH
Lektorat: Ulrike Y. Schmid
Copyright © Verlag Peter Erd, München 1994
Alle Rechte, auch die des auszugsweisen Nachdrucks,
der Übersetzung und jeglicher Wiedergabe, vorbehalten.
Satz: vwi typo, Herrsching
Druck und Verarbeitung:
SGB Schauenburg Graphische Betriebe, Schwanau
Printed in Germany
ISBN 3-8138-0345-7

Inhalt

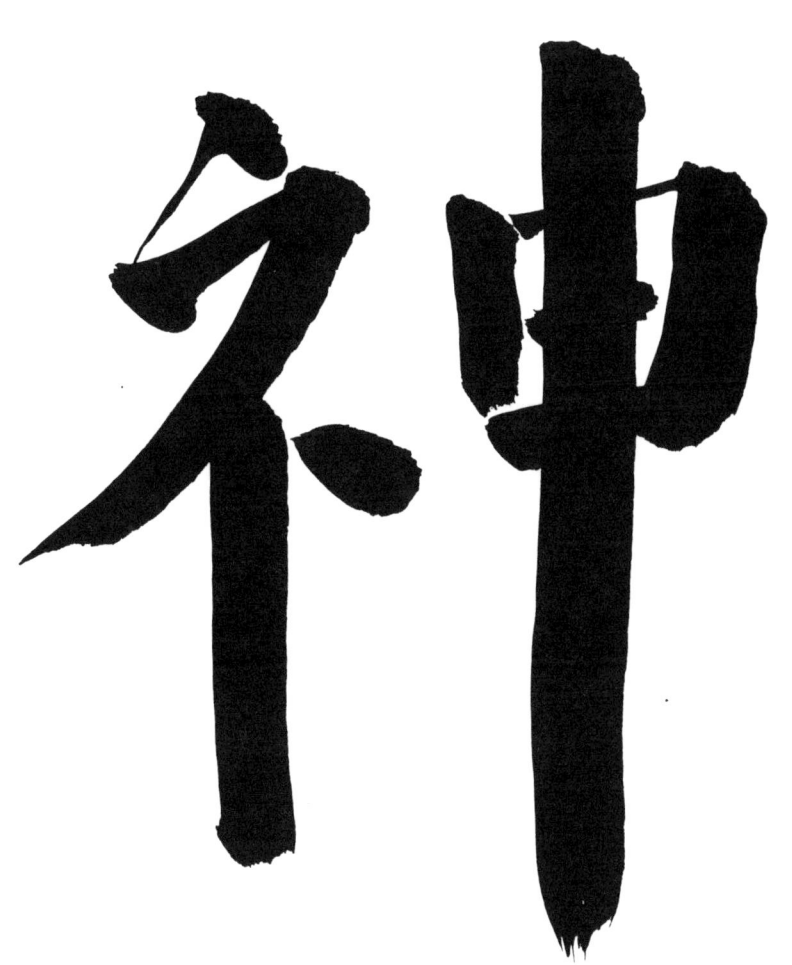

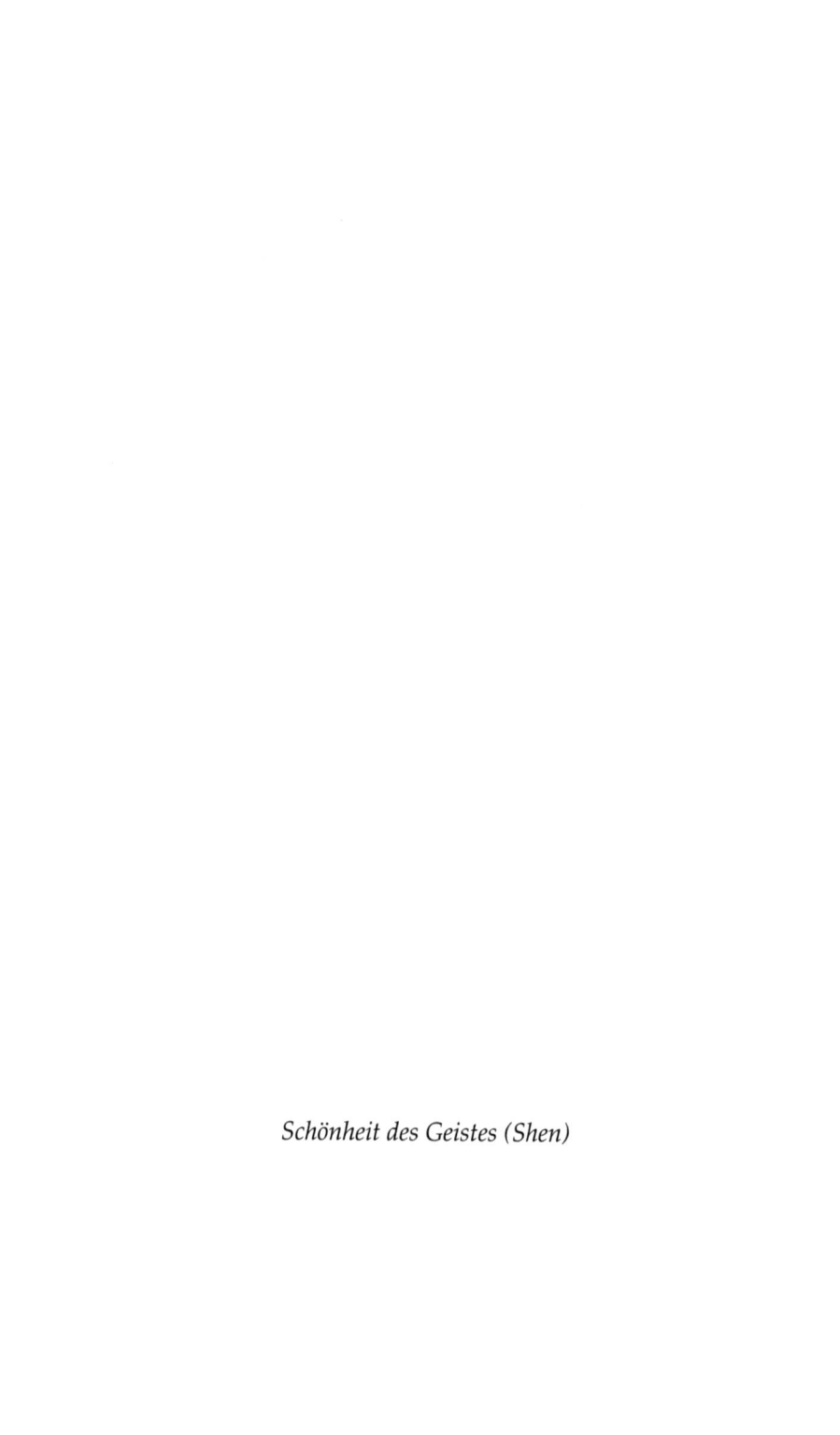

Schönheit des Geistes (Shen)

I

Der geheime Weg zum Jadetor

In China gibt es ein beliebtes Sprichwort: »Kein Held vermag das Tor der Schönheit zu durchschreiten, ohne Schaden zu nehmen.« Eine weitere Sentenz besagt, daß Schönheit die Quelle großen Übels ist. Inwieweit diese Sätze ihre Berechtigung haben, mag dahingestellt sein – lieber halten wir fest, daß es jedermann nach Schönem verlangt; daran gibt es mit Sicherheit keinen Zweifel.

Die Eigenschaft des Menschen, das Schöne zu verehren, hat in der Tat bewirkt, daß schöne Frauen zu allen Zeiten den Lauf der Geschichte beeinflußten. So wissen wir zum Beispiel um die Veränderungen, die etwa Kleopatra, Madame Pompadour, Lola Montez oder Mata Hari bewirkten. Auch die wechselvolle fünftausendjährige Geschichte Chinas brachte Frauen hervor, die in der Lage waren, durch den Einsatz ihrer Schönheit politischen und kulturellen Wandel herbeizuführen. Unter diesen Frauen ragen drei besonders hervor: **Shi-she,** die im Wu-Reich (um 500 v. Chr.) lebte, **Wang Chao-güen** (Westliche oder Frühere Han-Dynastie, 206 v. Chr.–8 n. Chr.) und **Yang Yühang** (Tang-Dynastie, 618–907 n. Chr.).

Betrachtet man das Leben dieser altchinesischen Schönheiten, dann erkennt man verschiedene Ausdrucksformen ihres Wesens, die sich hinsichtlich ihres Mythos von den heutigen in keiner Weise unterscheiden: *Shi-she* verkörpert »die Anmutige«, *Wang Chao-güen* »die Reine« und *Yang Yühang* »die Sinnliche«. – Wenn Sie nun vom Leben unserer Schönheiten angerührt werden, wenn diese Frauen Ihre

9

Träume fördern oder Ihr Mitgefühl erwecken, dann beweist dies nur die Existenz und die Macht der Schönheit. Nicht immer freilich erlebten unsere First Ladies ein Happy-End, ihre Schönheit jedoch blieb bestehen; ihre Körper mochten vergehen, aber was die Schönheit hinterließ, wurde unsterblich.

Shi-she, Wang Chao-güen und Yang Yühang waren bedeutende Konkubinen, auch wenn sie nicht aus adeligem Hause, sondern aus eher ärmlichen Verhältnissen stammten. Ihrer Schönheit wegen aber wurden sie an den Palast des jeweiligen Herrschers ihrer Zeit berufen. Ein Kaiserpalast bestand in der Regel aus drei Haupt- und sechs Nebenpalästen, in denen rund 3000 Konkubinen lebten. Um »First Lady« zu werden, mußten Shi-she, Wang und Yang unter den vielen anderen Frauen natürlich jeweils herausragen. Dadurch gelang es ihnen, die Aufmerksamkeit des Kaisers auf sich zu lenken und sein Herz zu gewinnen. Zum Verständnis dieser Umstände ist es nötig zu wissen, daß in der damaligen Zeit die Konkubinen vom Hofstaat für den Kaiser zwar auserwählt wurden, viele von ihnen ihren Herrscher zeit ihres Lebens aber niemals zu Gesicht bekamen, so daß sie ihr Dasein unberührt innerhalb der Palastmauern verbrachten. Da im patriarchalischen China die Frau über keinerlei soziale Stellung verfügte, bedeutete es höchste Ehre, in den Palast einzuziehen. Konkubinen waren also keine Prostituierten, sondern Frauen, die aufgrund der Tatsache, daß sie in der nächsten Umgebung des Kaisers leben durften, ihren Familien viel Ehre einbrachten.

Gleichwohl betrachtete der Kaiser sie keineswegs als ebenbürtige Wesen, sondern eher als Spielzeug. Um aber eine solche Rolle n i c h t zu erfüllen, verwandten unsere drei Schönheiten ihre äußere Erscheinung und ihre Intelligenz darauf, ihn dermaßen zu beeindrucken, daß es ihnen gelang, ihren Gebieter nicht nur vollständig zu erobern, sondern auch einen Teil der Herrschaft in die Hände zu bekommen: Die weltliche Macht hatte vor der himmlischen Schönheit kapituliert. – In einem Gedicht aus der Tang-Dynastie heißt es:

Schönheit, die vom Himmel stammt,
kann man nicht verleugnen.
Wer dem Drachenmantel nahekommt,
vermag an Macht und Einfluß zu gewinnen
und mit seinem Blick allein
die andern auszustechen.
Denn trotz der Hallen voll mit Schmuck und
Puder kann nur die bestehen,
die wirklich Farbe hat.
In ihr befindet sich die Schönheit
a l l e r Frauen aus den neun Palästen.
Die Liebe zu dreitausenden
erhält nun eine einzige;
und ihre Brüder und auch ihre Schwestern
werden ebenfalls bedeutend,
so daß im Hause der Familie
ein heller Glanz entsteht,
und Eltern nur noch Töchter wünschen![1]

---

[1] Zum besseren Verständnis muß man wissen, daß in der chinesischen Tradition die Geburt von Knaben wesentlich höher bewertet wird als die von Mädchen.

Um all die Schönheiten in den Palästen »auszustechen«, mußten unsere drei Damen also jeweils ihren ganzen Charme und die ihnen eigene Magie anwenden; nur so konnte es ihnen gelingen, ihre Ziele zu erreichen. Aber welche geheimen Mittel standen ihnen zur Verfügung, um ihre Schönheit so intensivieren zu können, daß sie es sogar bewerkstelligten, ihre jeweilige Zeit nachhaltig zu beeinflussen? Welchen Zauber wandten sie an, daß man selbst nach 2000 Jahren noch von ihnen spricht? Um hierauf eine Antwort zu geben, habe ich dieses Buch geschrieben. Zudem hoffe ich, daß jeder, der sich mit den folgenden Seiten befaßt, sich nach der Lektüre und den Übungen innerlich reicher und äußerlich schöner findet und das Ziel, das er im Leben anstrebt, erreichen wird.

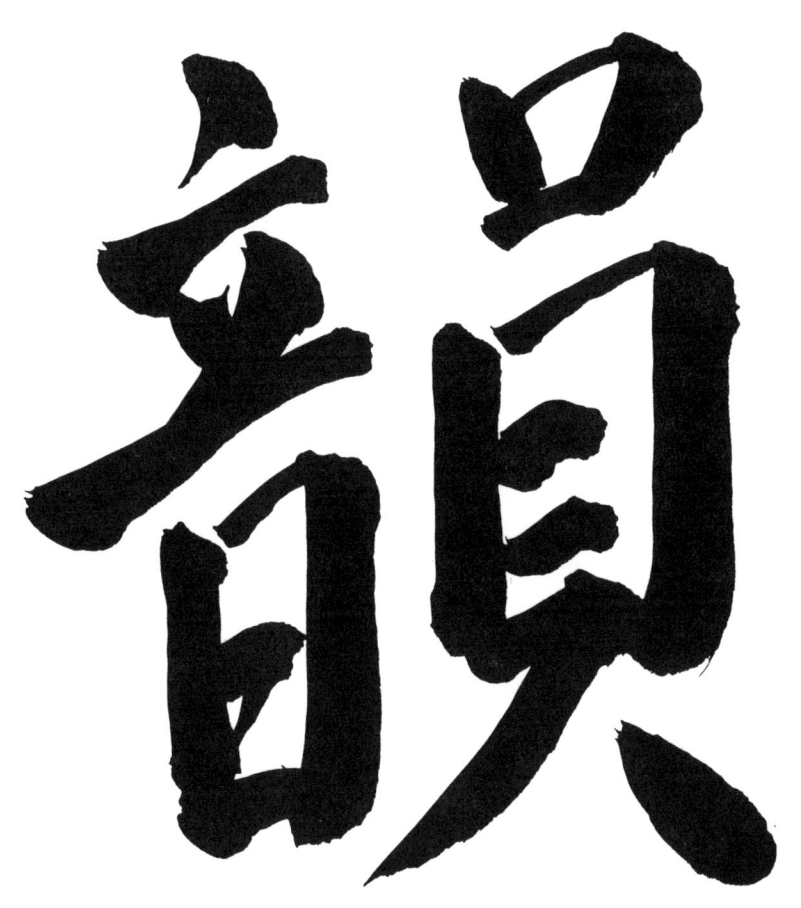

Charme (Yün)

Die Natur ist ungerecht: Es gibt Menschen, die schön geboren werden, und Menschen, die ohne jegliche Reize zur Welt kommen. Jedoch durch innere und äußere Arbeit an sich selbst und infolge des damit verbundenen Reifeprozesses können diejenigen, die weniger anmutig geboren sind, zu besonderer Schönheit gelangen, während solche, die schön geboren wurden, dann aber nichts für sich tun, irgendwann einmal das, was sie früher ausmachte, verlieren. Dies ist auch der Grund dafür, daß so viele Frauen, die in ihrer Jugend als Schönheit galten, im Alter an Attraktivität verlieren. Gegenbeispiele wie Indira Gandhi, Ingrid Bergman, Marlene Dietrich oder Madame Chiang Kai-shek zeigen, daß es für äußere Schönheit auch im Alter ein Mittel gibt, das jederzeit und überall zur Verfügung steht: die innere Schönheit, die nach außen wirkt. Freilich ist es nötig, ein Leben lang an dieser inneren Schönheit zu arbeiten. Wenn äußerer und innerer Glanz in Harmonie stehen, dann können wir von Vollkommenheit sprechen.

Wenn Sie etwas Ihr eigen nennen, das Sie von Geburt aus besitzen, werden Sie selten darüber nachdenken. Wenn Sie aber das, was in Ihnen ist, bewußt weiterentwickeln und ans Tageslicht bringen, dann erst fangen Sie an, wirklich zu leben. Dieses Buch lehrt, wie Sie das, was in Ihnen ist, zur Vollendung bringen können. Sie werden fähig sein, Ihr ganz spezielles Charisma zu entwickeln im Sinne des altchinesischen Sprichwortes, in dem es heißt: »*Die Schönheit der Jade ist weniger bedeutend als ihr Glanz.*«

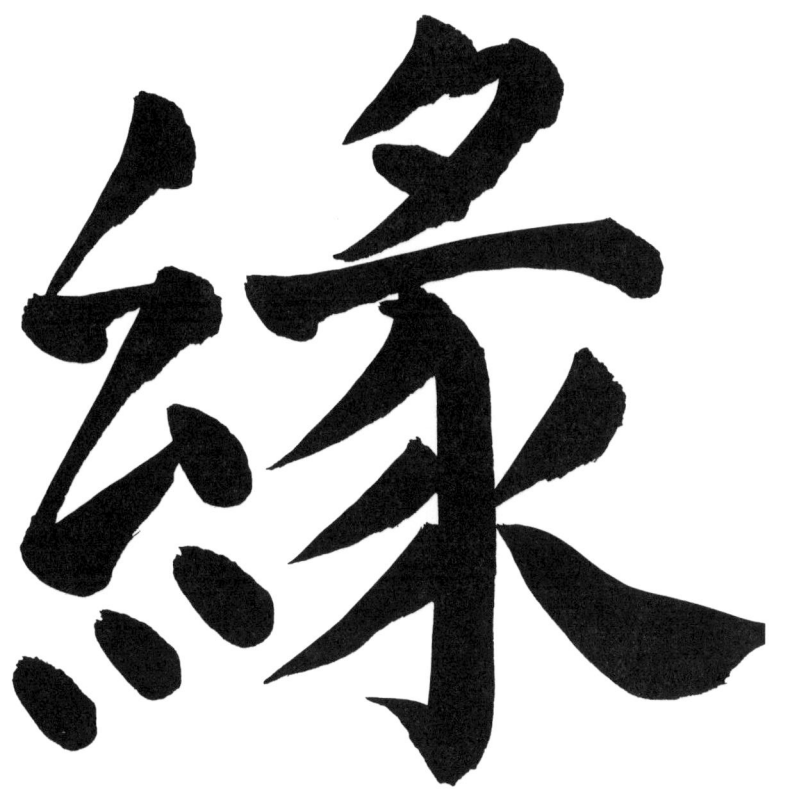

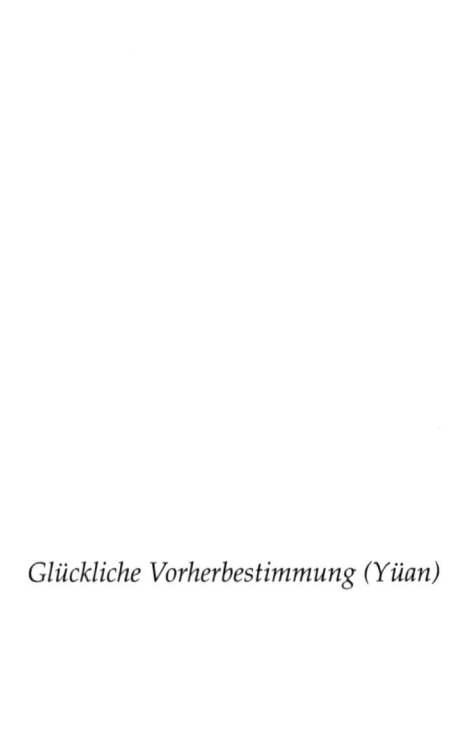

Glückliche Vorherbestimmung (Yüan)

II

Päonien im Palast des Kaisers

Shi-she oder Ein Schmetterling aus Seide

Vor etwa 2400 Jahren tauchte in der chinesischen
Geschichte eine Frau von überirdischer Schönheit auf,
deren ursprünglicher Name *I-Kuang* lautete. Sie war in Shi-
gia-zuen geboren, einem Dorf, das im Westen des Yue-Reiches lag und in dem jeder Einwohner den Familiennamen
»She« trug, was darauf schließen läßt, daß es sich hier um
die Spätform eines Clans handelt. I-Kuang war von so
außerordentlicher Anmut, daß man ihr voll Stolz die Ehren-
bezeichnung »*Shi-she*« (*unsere* She) gab. Ihre Eltern waren
Bauern, die Reis pflanzten und Seidengewebe herstellten.
Die Tochter hatte schon von früher Jugend an täglich harte
Arbeit zu verrichten; sie mußte für die Familie kochen und
putzen und am Fluß die Seidenfäden reinigen. Trotz dieser
Tätigkeiten verlor Shi-she nichts von ihrer Schönheit, im
Gegenteil: Da sie viel Zeit im Freien verbrachte, gelang es
ihr, das Chi[2] der Natur mit ihrem eigenen zu verbinden, so
daß sie in vollkommener innerer Harmonie aufwuchs.

Die Zeit, in der das geschah, war von heftigen Kämpfen
rivalisierender Könige geprägt. So führte auch der König
des Yue-Reiches, Goujian, mit Fucha, dem Herrscher des

---

[2] Das Wesen des Chi und seine Bedeutung für Schönheit und Gesundheit werden im dritten Kapitel erklärt.

Wu-Reiches, Krieg und wurde besiegt. Als Kriegsgefangener war er verpflichtet, Fucha hohen Respekt zu zollen, was er ohne Widerstreben auch tat. Denn um seine Herrschaft zurückzugewinnen, hatte er einen Plan ersonnen: Sein höchster Berater hatte ihm von einem seidenen Schmetterling erzählt, der so schön war, daß er alle Männer um den Verstand brachte. Dieser Schmetterling aber war Shi-she, und Goujian beschloß, sie dem Fucha als Geschenk zu überreichen, damit sie ihn durch ihre Schönheit so betöre, daß er eine Fehlentscheidung nach der anderen treffen und somit sein Reich in tiefe politische Verwirrung stürzen würde. Außerdem sollte sie Fucha veranlassen, die Staatsfinanzen fast ausschließlich zur Befriedigung ihrer Bedürfnisse aufzubrauchen. Ihre Intelligenz sollte sie schließlich auch darauf verwenden, militärische Geheimnisse auszukundschaften und sie ihrem Heimatland zu übermitteln.

Wie geplant wurde Shi-she die Favoritin Fuchas, der so von ihr angetan war, daß er alle anderen schönen Frauen, über die er verfügte, vergaß. Somit gelang es Shi-she problemlos, den Plan von Goujian in die Tat umzusetzen: Fucha verpraßte das gesamte Vermögen seines Reiches. Er ließ sogar eine neuen Palast errichten, damit sich seine Angebetete mit allem, was wertvoll war, umgeben konnte. Selbst um die Tänze, die sie vor ihm zeigte, besser genießen zu können, wurde ein Fußboden erfunden, der Klänge erzeugte, sobald Shi-she ihn mit ihren zarten Füßen berührte. Fucha war so von ihr angetan, daß er alles tat, was sie von ihm verlangte. Als sie eines Tages sogar den Kopf des höchsten militärischen Beraters forderte (ein ähnliches Motiv wie bei Salome und Jochanaan), folgte Fucha unbedacht ihrem Wunsche – und hatte mithin seine Macht über das Militär verloren.

Nachdem Shi-she zehn Jahre im Palast verbracht hatte, war das Land völlig ausgeblutet. Dies war der Augenblick, in dem die Truppen des Yue-Reiches einfallen und das Reich Wu erobern konnten. König Goujian hatte nun die Schmach, die er ehedem erlitten hatte, getilgt und konnte damit beginnen, sein Reich wiederherzustellen. Während der Siegesfeierlichkeiten war Shi-she jedoch nirgendwo zu erblicken, und niemand war in der Lage, sie zu finden.

Shi-she hatte die Liebe von Fucha gewonnen, der trotz seiner staatsmännischen Blindheit als Held in die Geschichte einging. Aber sein Schicksal zeigt uns, daß – wie wir eingangs erwähnt haben – auch ein Held das Tor der Schönheit nicht zu durchschreiten vermag, ohne Schaden zu nehmen, denn letztlich war die Schönheit des seidenen Schmetterlings die Ursache großen Übels – zumindest für das Wu-Reich.

Über welche Art von Magie Shi-she verfügte, darüber klärt uns der Dichter *Su Tung-Po* (1036–1101) auf:

Wie schön ein See
an einem Tag voll Sonne glänzt!
Wie schön ein Berg
an einem Tag voll Regen strahlt!
Geschminkt und ungeschminkt –
Shi-she gleicht dem Sonnensee
und sie gleicht dem Regenberg.
Das Spiel des Wassers
stimmt mit der Regung
ihrer Augen überein,
und runde Hügel bilden ihre Brauen.
Die Lippen äußern keine Worte,
denn ihr genügt ein Wimpernschlag!

21

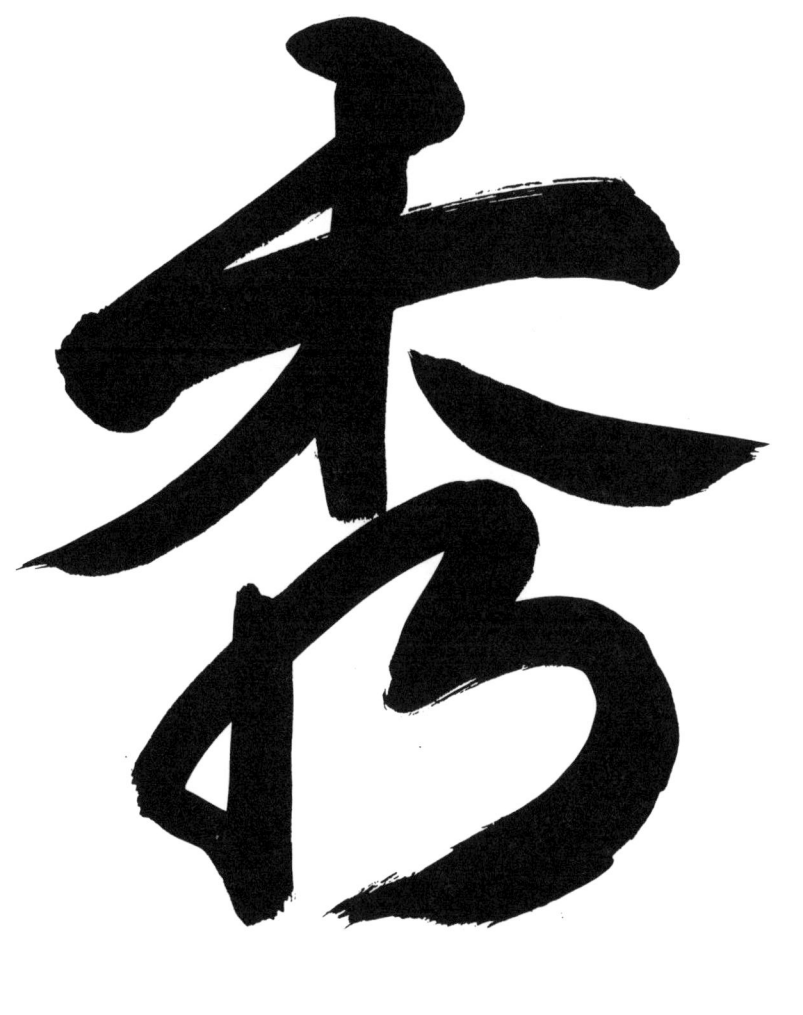

Anmut (Hsiu)

Wang Chao-güen oder Der goldene Phoenix vom Lotoshimmel

Der chinesische Weise *Dschuang-Dse* schreibt: »*Auf dem Gipfel des Berges Miau-gu-sha lebt ein Wesen, dessen Haut von zartester Seide ist. Es gleicht einem jungen Mädchen voller Reinheit. Wer es trifft, wird es nie vergessen. Und wer es – auch nach vielen Jahren – wieder trifft, wird erstaunt sein, daß es nicht gealtert ist.*«

Dschuang-Dse traf dieses Mädchen in seinen Träumen, war jedoch so weise, Traum und Wirklichkeit nicht zu unterscheiden; beide waren für ihn eins. Dschuang-Dse war der einzige, der dieses Wesen je traf; zumindest kennen wir keine anderen literarischen Zeugnisse über diese »Begegnung der dritten Art«. Hundert Jahre nach Dschuang-Dse aber erschien ein Wesen, wie es von ihm einst beschrieben worden war, tatsächlich: *Wang Chao-güen*, deren Geschichte sich in der Westlichen oder Früheren Han-Dynastie im Jahre 33 v. Chr. ereignete.

In diesem Jahr kam Huhanye, der Anführer des mongolischen Xiongnu-Volkes in die Hauptstadt des Han-Reiches, um dem Kaiser Yüan seine Ehrerbietung zu erweisen. Besuche dieser Art waren zu jener Zeit zwischen benachbarten Staaten nicht unüblich. Sie dienten dem Warenaustausch und der politischen Notwendigkeit, den Frieden an der Grenze zu sichern. Als Huhanye den Kaiser Yüan wieder verließ, erbat er sich von ihm eine seiner Prinzessinnen als Geschenk. Ein solches »Geschenk« wurde üblicherweise als Geschäft betrachtet, um die guten Beziehungen zwischen den Staaten aufrechtzuerhalten. So wurde Wang ausgewählt, die ihre Mission demütig annahm und zusammen mit Huhanye in die unwirtliche Mongolei zog. Kaiser Yüan wird von den Geschichtsschreibern stets als Lüstling ohne jede Intelligenz dargestellt. Er pflegte seine Späher im ganzen Reich herumzusenden, um die schönsten Frauen Chinas an seinen Hof zu holen. Auf diese Weise machte er sich Tausende von jungen Schönheiten zu eigen. Unter ihnen befand sich auch die liebliche Wang. Bei der großen Anzahl von Frauen war es dem Kaiser natürlich nicht möglich, jede seiner Gespielinnen zu treffen; umgekehrt blieb es schon aus mathematischen Gründen vielen Palastbewohnerinnen versagt, ihrem Kaiser je zu begegnen. Dieser Umstand gefiel dem Kaiser Yüang überhaupt nicht, so daß er einen Maler samt Assistenten beauftragte, die Hof-Schönheiten zu porträtieren. Der Maler tat wie ihm geheißen, und es entstand ein vieltausendseitiges Bildwerk: der erste Katalog der Geschichte, der »Liebe auf Bestellung« verhieß. Da dieser Befehl des Kaisers für jede der Frauen eine große Chance darstellte, ihrem Herrscher vor Augen zu kommen (und damit verbunden an die Instrumente der Macht zu gelangen), versuchte jede, den Porträtisten mit Pretiosen aller Art zu bestechen, um von ihm oder seinen Mitarbeitern möglichst vorteilhaft dargestellt zu werden.

Wang hatte zwei gute Gründe, das Spiel ihrer Kolleginnen nicht mitzumachen. Erstens hielt sie sich ohnedies für wesentlich schöner als ihre Schicksalsgenossinnen, und zum zweiten war ihr Charakter so geartet, daß sie jede Form der Bestechung ablehnte. Da sie dem Porträtisten also nichts bezahlte, stellte dieser sie so häßlich dar, daß der Kaiser beim Betrachten der Katalog-Bilder gar nicht auf die Idee kam, Wang zu sich zu rufen. Diese verbrachte daher die nächsten zehn Jahre hinter den kaiserlichen Palastmauern, ohne den Herrscher jemals zu treffen.

Als im Jahre 33 v. Chr. der erwähnte Mongolenfürst Huhanye zu Kaiser Yüan kam, um sich eine Prinzessin zu erbitten, bot dieser ihm das »häßlichste« Stück aus seiner Sammlung an. (Weder der Kaiser noch der Mongolenfürst wußten von der Schönheit der Kandidatin). Es wurde ein großes Fest arrangiert, bei welchem die Verlobung von Huhanye und Wang bekanntgegeben werden sollte; zudem würde diese Feier Wangs Abschied von der Heimat erträglicher machen.

Als sich Wang während dieses Festes nach der Verbeugung vor ihrem Kaiser aufrichtete, gewahrten er und der gesamte Hofstaat zum ersten Mal ihre große Schönheit: Sie war keineswegs die häßlichste, sondern die entzückendste unter all den Frauen. Der Kaiser ärgerte sich maßlos, als er merkte, welch leckerer Bissen ihm entgangen war, doch es war zu spät, um das Geschenk, das er Huhanye versprochen hatte, wieder zurückzuverlangen; dies hätte nämlich Krieg an der Grenze bedeutet.

Als der Mongolenfürst mit seiner jungen Frau davongezogen war, gab der Kaiser den Befehl, den Hofporträtisten Mao-yen-sho zu köpfen. Aber nicht genug damit: Alle Maler im Reich mußten ebenfalls ihr Leben lassen. Als Ironie der Geschichte ist es zu verstehen, daß der Nachlaß des Malers Reichtümer aufwies, welche diejenigen des Kaisers bei weitem übertrafen.

Als Wang Chao-güen in der Mongolei angekommen war, wurde sie die erste Han-Königin des Xiongnu-Volkes. Sie verwandte ihre Schönheit und ihre Charaktereigenschaften darauf, Huhanyes Achtung und Liebe zu gewinnen, und machte ihren Einfluß dahingehend geltend, daß er die Grenze zum Han-Reich fürderhin in Ruhe ließ. Sie nahm aktiv am politischen Leben teil, empfing Gesandte aus ihrer Heimat und sorgte so für den Frieden zwischen den Nachbarstaaten.

Nachdem Huhanye, der zum Zeitpunkt seines Verlöbnisses schon recht alt gewesen war, starb, versuchten Wangs politische Gegner, sie zu beseitigen. Da sie jedoch mittlerweile mit den Traditionen des Xiongnu-Volkes vertraut war, wußte sie, daß der Sohn des Herrschers als der kommende Führer nicht nur die Macht, sondern auch die Witwe des verstorbenen Vaters übernehmen konnte. Erneut setzte Wang mit Erfolg ihre nach wie vor bestechende Schönheit und ihren außergewöhnlichen Verstand ein, um ihre Position als Königin zu behaupten. Sie wußte, daß ihrem Heimatvolk von seiten der wilden Mongolen kein Schaden zugefügt werden konnte, solange sie an der Macht teilhatte. So kam es, daß eine Chinesin, die so zart wie Porzellan war, im rauhen Land der Mongolei herrschte. Dies konnte freilich nur geschehen, weil sie in der Lage war, sich ihre Schönheit, die noch jahrhundertelang von Dichtern besungen wurde, zu bewahren. Das Geheimnis ihrer ewigen Jugend – oftmals mit dem Bild des sich stets selbst erneuernden Phoenix, der vom Lotoshimmel kommt, beschrieben – wird im vierten Kapitel geklärt.

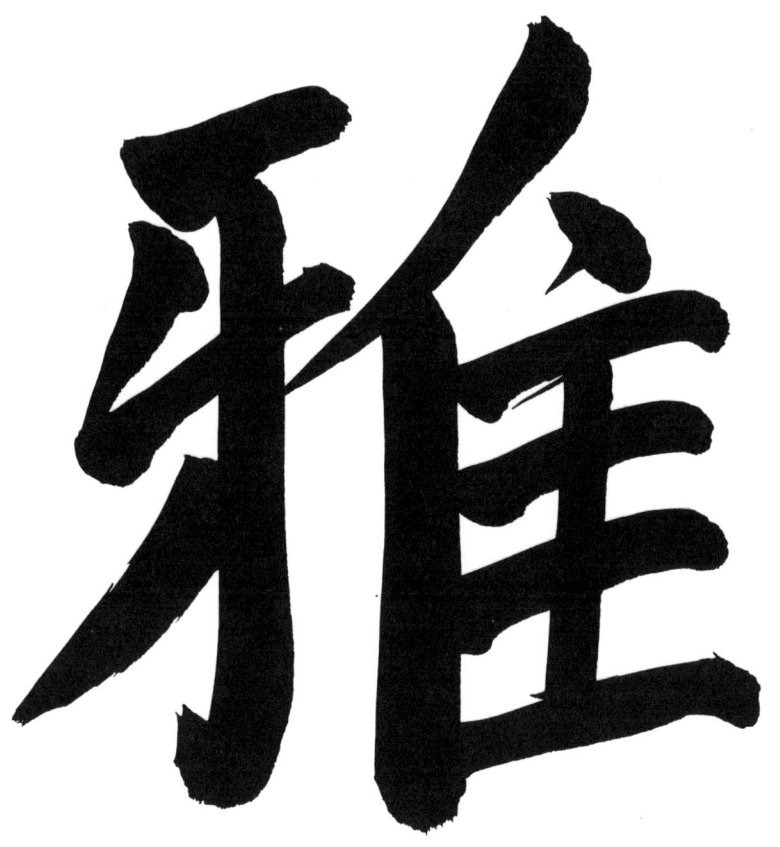

Feinheit (Ya)

Yang Yühang oder Ein Armreif aus Blutjade

740 n. Chr. war Kaiser Hsüang-Tsung, der siebente Herrscher der Tang-Dynastie, 55 Jahre alt. Drei Jahre zuvor war
seine Hauptkonkubine gestorben, und bislang war kein
Ersatz für sie in Sicht. Eines Tages aber führte ihn das
Schicksal mit *Yang Yühang*, der Frau seines 18. Sohnes,
zusammen; sie erinnerte ihn stark an seine verstorbene
Favoritin. Natürlich fürchtete der Kaiser einen Skandal,
denn immerhin hatte er sich in seine Schwiegertochter ver-
liebt. Jedoch sein Wunsch, ihr Herz und ihren Körper zu
erobern, war so stark, daß er eine List ersann: Er zwang die
sinnliche Yang, sich von ihrer Familie loszusagen und in
einem taoistischen Kloster Nonne zu werden – natürlich
nur für solange, bis man vergessen hatte, daß sie die Frau
des Prinzen gewesen war. Der taoistischen Religion dieser
Epoche zufolge war es einer Nonne möglich, ihr Gelübde
von heute auf morgen wieder aufzugeben und zu heiraten.
Und Hsüang-Tsung erhoffte nichts sehnlicher als dies. Auf
diese Weise also sollte Yang nach kurzem Aufenthalt im
Tempel in den kaiserlichen Palast geschleust werden. –
Yang tat, wie ihr geheißen, obwohl sie ihren Gatten, den sie
sehr geliebt hatte, schmerzlich vermißte. Auch hätte ihre
Weigerung, den Palast zu betreten, die Ermordung ihrer
ganzen Familie, einschließlich des Prinzen und ihrer
gemeinsamen Kinder, zur Folge gehabt. Es blieb ihr also
keine Wahl. Andererseits fühlte sie sich aber auch geehrt,
vom machtvollen Kaiser des Reiches auserwählt worden
zu sein. Sie führte also ihre volle Sinnlichkeit ins Treffen,
um den Herrscher ganz für sich alleine zu gewinnen.
Gewiß hätte sie sich auch wie all die anderen Konkubinen
benehmen können: Als wertvoller Vogel im goldenen

Käfig, als persönliches Spielzeug ihres Herrn, als vollendetes Kunstwerk, das immerdar bestaunt werden möchte, – aber sie wollte, daß der schon bejahrte Kaiser um ihre Liebe betteln sollte, damit sie noch mehr Macht über ihn gewinnen würde. Sie trieb ihr Spiel so weit, bis Hsüang Tsung tatsächlich um die Liebe ihres Herzens flehte. Schließlich gab sie seinem Drängen nach und sicherte damit die politische Stellung ihrer Angehörigen.

Yang pflegte ihr Haar hochgesteckt zu tragen, ihre Augenbrauen glichen der Sichel des Mondes, die Augen leuchteten stärker als jeder glitzernde See, ihre Lippen waren wie köstliche Kirschen, und wenn sie ging, schwang sich ihr Körper wie eine Weide im Frühlingswind. Selbst ihrem Namen wohnte eine besondere Magie inne: Yühang bedeutet »Jade-Armband«, und die Jade ist für die Chinesen nicht nur der Stein ihrer Nation, sondern auch der größte Glücksbringer. Solch umfassender Faszination vermochte sich Hsüang-Tsung nicht zu entziehen, und Yang nahm seine Liebe, die eigentlich für alle Konkubinen bestimmt war, vollständig für sich in Besitz. Obwohl er jede Frau für sich hätte haben können, interessierte ihn fortan nur noch eine: Seine Yühang, deren erotischer Zauber ihn so gefangennahm, daß er allen anderen Schönheiten gegenüber blind war.

Als eines Tages ein mongolischer Heerführer mit seinen Soldaten in China weilte, gelang es diesem, die kaiserlichen Truppen abspenstig zu machen. Verzweifelt versuchte Hsüang-Tsung, seine Leute wiederzugewinnen, um einen Militärputsch zu vermeiden. Die Soldaten verweigerten ihm jedoch den Gehorsam – es sei denn, er tötete die mittlerweile zur *guifei* (ranghöchste Konkubine) aufgestiegene Yang, welche sie für die um sich greifende Bestechungswelle im Staate verantwortlich machten. Der Kaiser stimmte verbittert zu, da ihm die Situation keine andere Möglichkeit offenließ und er in seiner Funktion dafür zu sorgen hatte, daß der innere Friede gesichert blieb. So wurde die unschuldige Yang für politische Zwecke mißbraucht, ein Vorgang, der sich im Lauf der Geschichte noch oft wiederholen sollte: die Frau als Opfer und Beute.

Während Yang hingerichtet wurde, rief der Kaiser voller Verzweiflung aus:»Im Himmel werde ich ein Vogel sein, der mit dir vereint dem Spiel des Windes seine Schwingen überläßt; auf der Erde werde ich ein Baum sein, dessen Wurzeln sich mit dir vereinen, um gemeinsam aus des Bodens Wasser sich zu nähren; Himmel und Erde mögen vergehen, aber unsere Liebe bleibt bestehen wie ein Jadestein aus Blut.«

Wir erzählen diese Geschichte nicht ihres tragischen Endes wegen, sondern um aufzuzeigen, wie Yang Yühang ihre erotischen Gaben darauf verwendete, das Herz eines Herrschers ganz für sich zu gewinnen. Auf welche Weise ihr das gelang, darüber wird im fünften Kapitel berichtet.

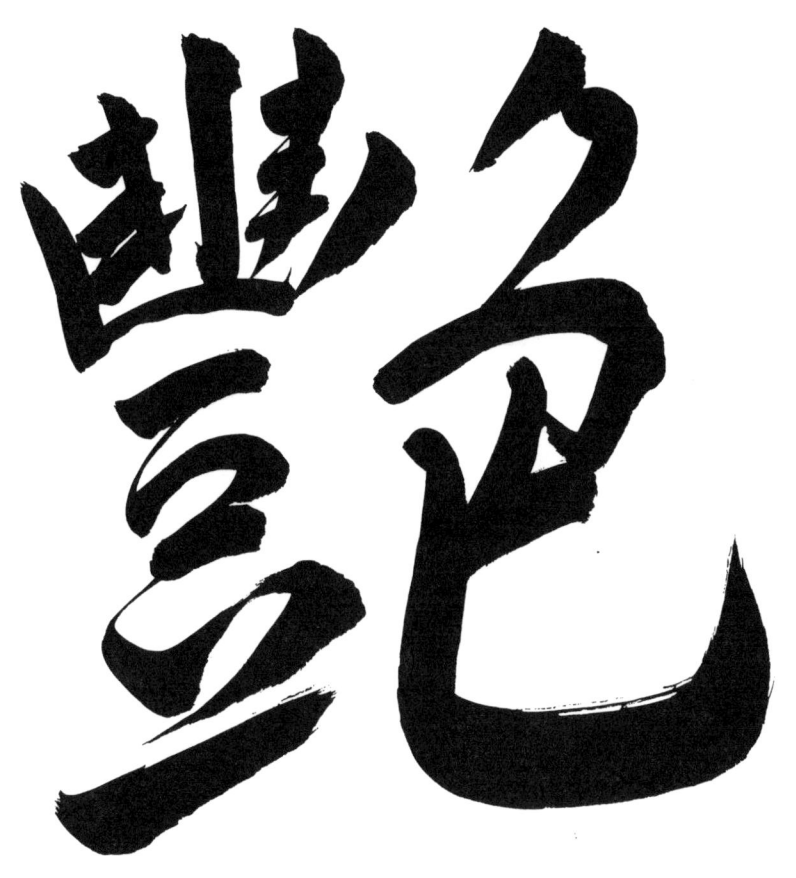

Sinnlichkeit (Yen)

III

Die Kunst, Schönheit herbeizuatmen

Im vorhergegangenen Kapitel stellten wir die anmutige Shi-she vor, doch wir haben noch nicht erzählt, daß zur gleichen Zeit eine weitere ungewöhnlich schöne Frau im Palast lebte. Für den König des Wu-Reiches aber war sie uninteressant, denn im Gegensatz zu Shi-she war sie eine leblose Schönheit. Es wird berichtet, er habe gesagt:»Eine tote Schönheit ist wie eine Skulptur; sie zu lieben, nur weil sie reizvoll ist, bereitet keinen Sinn. Shi-she aber ist schön u n d voller Leben. Man hat den Eindruck, die ganze Welt zu umarmen. Ihr Gesicht ist perfekt geschnitten, sie bewegt sich voll Grazie, sie spricht mit den Augen anstatt mit dem Mund, ihre Haut ist glatt wie Jade und ihr Haar weich wie schwarze Seide. Zu alledem brilliert ihr Geist, und ihr Herz ist rein wie ein Gießbach.«

Um den kaiserlichen Vergleich fortzuführen, ist es notwendig, Geschichte und Wesen der Bildhauerei zu verstehen. Die Statuen vor Michelangelo waren – auch in China – zwar von perfekter Schönheit, aber doch irgendwie tot. Erst durch die Kunst des großen italienischen Meisters erwachten die Skulpturen zu jenem Leben, das später unter den Händen Auguste Rodins seine Vollendung fand. Oder wie Tolstoi sagt:»Wenn die Kunst kein Leben atmet, wirkt sie gekünstelt.«

Wenn wir über menschliche Schönheit sprechen, also über das Zusammenwirken all dessen, was den Menschen ausmacht, dann müssen wir uns fragen, welche Kraft dieses Zusammenspiel überhaupt mit Leben versorgt. Es ist die **Atmung.** Diese aber ist wiederum nur der Ausdruck jener geheimen Lebenskraft, welche die Chinesen *Chi* nennen, und die alles, das existiert, durchströmt. Um das Chi in sich wachsen lassen zu können, sind spezielle Atemtechniken vonnöten, sowie die Kontrolle des Atmens. Beides bewirkt, daß das Chi dorthin gelangt, wo es die größte Effizienz zeigt.

»Chi« bedeutet im Chinesischen das, was die Inder mit »prana« umschreiben oder die Griechen »pneuma« nennen. In Japan heißt es »ki«, und die Polynesier nennen es »mana«. Ohne Chi ist kein Körper lebensfähig. Wenn wir durch richtige Atmung das richtige Chi in uns aufnehmen, dann halten wir den Schlüssel zu Gesundheit und Schönheit in Händen.

Ein bewußtes Chi-Training, so wie es seit Jahrtausenden in der mittlerweile auch im Westen bekannten Form des T'ai Chi und des Chi Gong praktiziert wird, ermöglicht einen Zugang zur universellen Energie, die uns die Kraft schenken kann, ein Leben in Harmonie zu führen. Buddha sagt: »Wir entwickeln unsere Persönlichkeit gemäß unseren Gedanken. Wir werden zu denen, die wir sein wollen. Und wenn unser Herz vollkommen rein ist, dann überkommt uns große Energie, die zu unserem Schatten wird, der uns niemals mehr verläßt.«Die Energie, die Buddha hier meint, ist nichts anderes als die Lebenskraft, jenes Chi, das nötig ist, um zu einer reifen, glücklichen und schönen Persönlichkeit heranzuwachsen. Und je mehr wir unser eigenes Chi mit der Chi-Kraft des Wassers, der Steine, des Himmels, der Sonne, des Mondes, der Bäume oder der Sterne verbinden, um so mehr wird es uns gelingen, unser Vorhaben zu einem glücklichen Abschluß zu bringen.

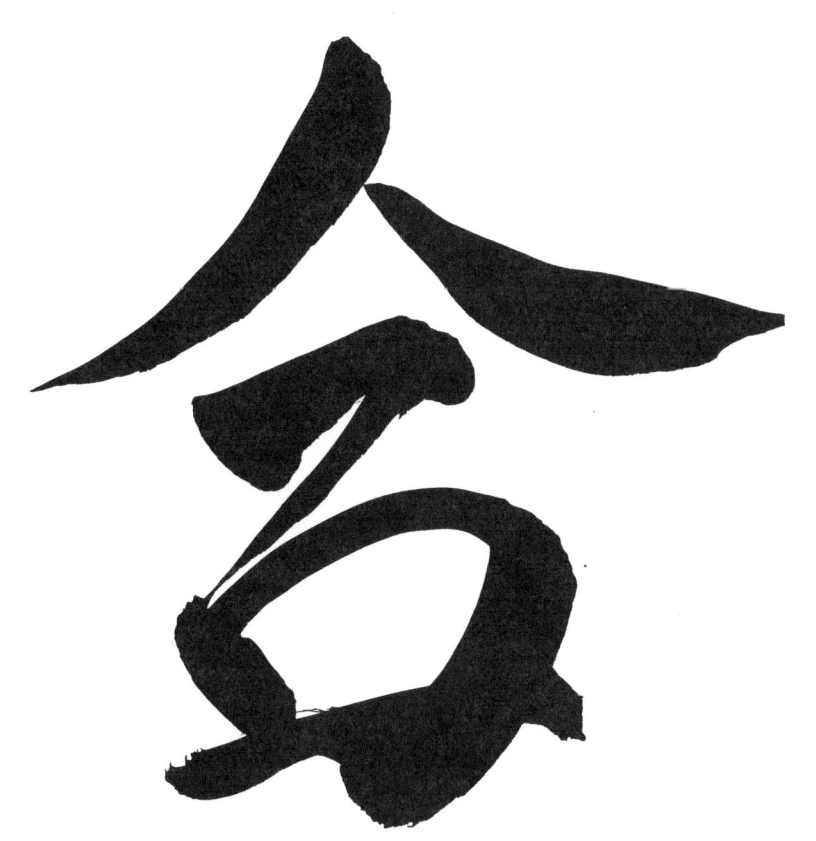

Harmonie (Ho)

Shi-she trainierte ihr Chi zunächst damit, daß sie sich mit den Schwingungen des Himmels in Verbindung brachte, so daß diese ein Teil von ihr wurden. Diese Kraft des Himmels durch das bewußte Training der Atem-Meditation zu erlangen, half ihr, ihr eigenes Chi zu stärken und ihre Schönheit zu offenbaren.

Meditation ist die Kunst der konzentrationslosen Konzentration. Im Orient ist nach wie vor die Tradition lebendig, über einen Namen (zum Beispiel Buddha oder Allah) zu meditieren. Auch im Westen findet diese Gepflogenheit – nicht nur in esoterischen Kreisen – Anwendung. Die Meditation oder das Gebet helfen zudem, die innere Unruhe einzustellen. Wer sein inneres Gleichgewicht verloren hat, wird nervös, und seine Gedanken und Gefühle können das Chi, das ihn führen soll, nicht mehr finden und verlieren ihre Kraft bzw. beschäftigen sich mit dem, was ihnen nicht hilft, sondern eher schadet.

Voraussetzung für jede Art von Meditation ist ein entleerter Geist, was aber nicht mit leeren Gedanken verwechselt werden darf. Ein entleerter Geist schafft den Reichtum der Fülle, leere Gedanken jedoch kreieren nichts als Dummheiten. Bemerkenswerterweise kümmern sich heute sehr viel mehr Menschen um ihr Bankkonto als um ihren Geist, obwohl dieser genauso wie das Konto oder der Bauch nach Nahrung verlangt. Ein Organ, das brach liegt, verkümmert; deshalb verfügen so wenige Menschen über tatsächliche Schönheit – ihre Augen sind stumpf, ihr Geist ist impotent.

Das Wichtigste an der Chi-Meditation ist das Atmen. Betrachten Sie einmal diesen Vorgang bei sich selbst: Wenn Ihre Frequenz flach und unregelmäßig ist, dann werden Sie in keinen gesunden Tiefschlaf fallen. Tagsüber finden Sie keinen inneren Frieden und sind rastlos. Wenn dies des öfteren geschieht, wird Ihre Haut rauh werden und Ihre Augen werden an Glanz verlieren. Atmen Sie dagegen tief und rhythmisch, dann entspannen Sie sich, werden friedvoll, sensitiv und liebenswürdig. Ihre Stimme erhält ein samtenes Timbre, Ihre ganze Ausstrahlung wird wohlgefällig, und Sie üben einen positiven Einfluß auf Ihre Umgebung aus.

Shi-she war eine Meisterin im Atmen. Sie verband ihre tiefe, rhythmische Frequenz mit dem »Atem des Universums«. Auf diese Weise vermochte sie die Schönheit der Dinge herbeizuatmen, die sich auf ihr inneres und äußeres Wesen übertrug.

Gerade wegen der Hektik, des Lärms und der Ziellosigkeit des modernen Lebens sollten wir Shi-shes Chi-Training heute noch anwenden.

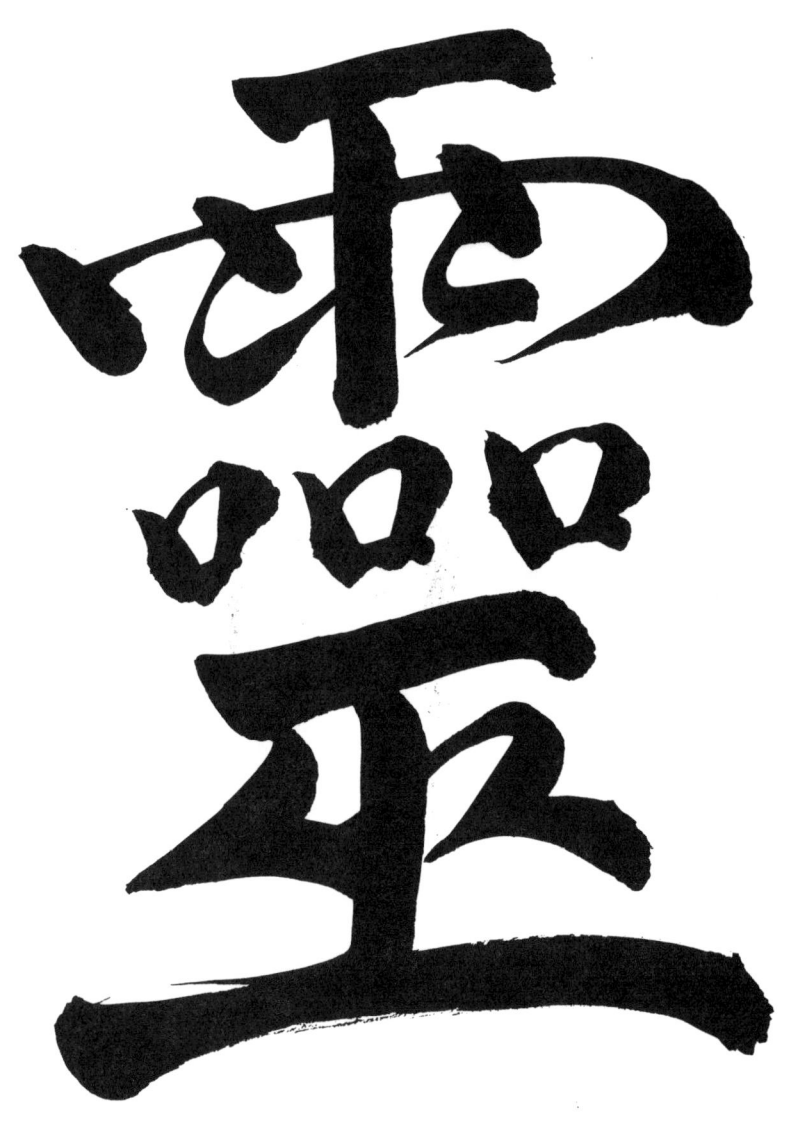

Vitalität (Ling)

Die Chi-Übungen der Shi-she

1. Suchen Sie Ihr »Drittes Auge«. Dieses finden Sie, indem Sie eine unsichtbare Linie vom Nasenbein zum Scheitel ziehen und mit der unsichtbaren Linie, die sich über die höchsten Erhebungen Ihrer Augenbrauen zieht, kreuzen. Am Schnittpunkt dieser beiden Linien liegt Ihr Konzentrationspunkt.
2. Versuchen Sie, sich bei jedem Atemzug auf diesen Punkt zu konzentrieren. Dies gelingt Ihnen am besten, wenn Sie sich Ihren Konzentrationspunkt als drittes Auge bildlich vorstellen.
3. Verändern Sie jetzt Ihren gewohnten Atemrhythmus: Anstelle des normalen Ein- und Ausatmens atmen Sie nun einmal ein und zweimal aus. Während des zweimaligen Ausatmens sollten Sie nicht erneut einatmen. Wenn Sie dies öfter versucht haben, werden Sie die Chi-Atemtechnik schnell beherrschen, und es wird Ihnen möglich sein, sich besser zu konzentrieren.
4. Haben Sie die Übungen 1.–3. verinnerlicht, suchen Sie sich ein Wort, das Sie ständig still wiederholen. Dieses Wort sollte sich auf die Schönheit beziehen; es kann zum Beispiel Glanz, Licht, Helligkeit oder Sonne heißen. Wenn Ihnen kein Wort in diesem Sinne einfällt, dann finden Sie mit Sicherheit eines unter den Kalligraphien des vorliegenden Buches. Dieses Wort sollte I h r Wort werden, an dem Sie sich von nun an orientieren können.
5. Hören Sie sich selbst beim Atmen zu. Versuchen Sie, Ihr einmaliges Ein- und zweimaliges Ausatmen so langsam wie möglich zu halten. Am besten gelingt dies, wenn Sie gar nicht daran denken.

6. Nun sollte es Ihnen möglich sein, den Klang Ihres eigenen Chi mit Ihrem inneren Ohr zu vernehmen. Dieser Klang ist von Mensch zu Mensch unterschiedlich. Er kann sich wie das Summen der Bienen anhören oder wie das Rauschen eines Baches oder wie Herbstlaub, das vom Wind getrieben wird. Es kann auch ein bislang völlig unbekannter Ton entstehen. Solange Sie in sich irgendeinen Klang hören, ist es gut. Versinken Sie aber nicht in Ihren Klang oder bestehen Sie nicht darauf, ihn zu vernehmen. Wenden Sie sich dann lieber den Übungen 1.–4. zu, bis Sie gar keinen Ton mehr in sich hören. – Wenn Sie sich jetzt fragen, welchen Sinn diese Übung dann überhaupt hat, können wir Ihnen mit Buddha antworten:»Wenn du dein Ziel noch nicht erreicht hast, dann willst du mit aller Gewalt dorthin gelangen. Wenn du es aber endlich gefunden hast, dann wirst du merken, daß es gar kein Ziel war.« Sollte es Ihnen nicht gelingen, einen Ton in sich zu hören, machen Sie sich keine Sorgen. Konzentrieren Sie sich besser auf Ihren Atem, erfreuen Sie sich daran und denken Sie an die alte Weisheit aus der Tang-Zeit:»Kein Ton ist schöner als ein Ton.«

Wenn Sie geduldig die Punkte 1.–6. üben, vergessen Sie bitte nicht, daß das Wichtigste am Training des Chi der Umstand ist, daß es zu jeder Zeit und an jedem Ort stattfinden kann. Sie brauchen dafür keinerlei besondere Vorbereitung und sind immer und überall in der Lage, Ihr Training zu vollziehen. Nach einiger Zeit werden Sie merken, daß Sie besser schlafen, daß Ihre Augen glänzender, Ihre Stimme klarer, Ihre Haut zarter geworden ist und daß Sie an Gelassenheit gewonnen haben. Selbst wenn Sie im mor-

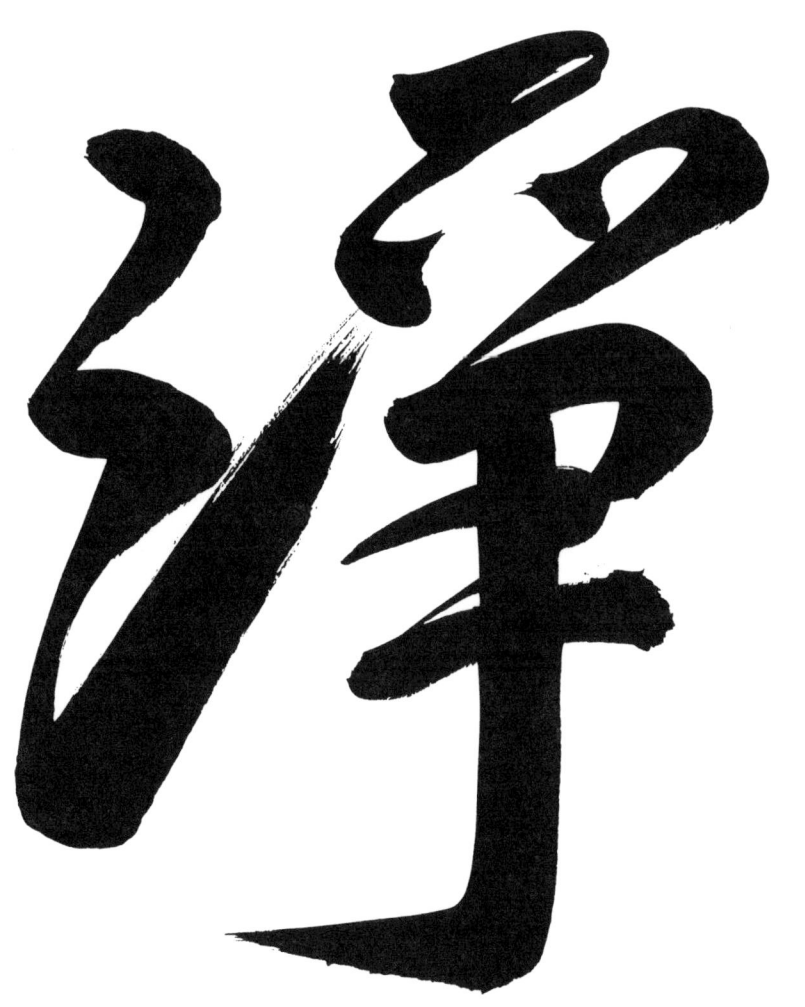

Gelassenheit (Ging)

gendlichen Berufsverkehr zum Büro oder ins Geschäft eilen, sind Sie nun so ausgeglichen, daß Ihnen Ihr Weg von der Wohnung zur Arbeitsstätte wie der Gang durch ein modernes chaotisches Gemälde vorkommt. Sie werden sich über nichts mehr aufregen, Ihr Chi hat sich mit Ihrem Geist vereinigt.

Hat diese Vereinigung stattgefunden, ohne daß Sie sich dieser Tatsache bewußt geworden sind, waren Sie schon recht erfolgreich. Dennoch kann es geschehen, daß Sie gelegentlich Situationen meistern müssen, die unerwartet auftreten und Sie aus der Harmonie mit sich selbst reißen. In solchen Fällen sollten Sie folgendes Training anwenden, das dafür entwickelt wurde, negative Verhältnisse zu bannen.

1. Suchen Sie zu Hause einen besonders stillen Platz auf.
2. Konzentrieren Sie sich wieder auf den Punkt zwischen Ihren Augenbrauen.
3. Barfuß stellen Sie sich nun so hin, daß Ihre Schultern und Füße auf beiden Körperseiten jeweils eine gerade Linie von oben nach unten bilden.
4. Heben Sie Ihre Arme und lassen Sie sie wieder fallen, um die Spannung zwischen Ihren Schulterblättern zu beseitigen. Wiederholen Sie diese Übung solange, bis Sie eine gewisse Erleichterung verspüren.
5. Versuchen Sie nun, Ihre Wirbelsäule zu entspannen. Dies kann Ihnen gelingen, indem Sie mit Ihrer Vorstellungskraft in Ihre Wirbelsäule eindringen und mit Ihren Gedanken die einzelnen Wirbel von oben nach unten »abgehen«.
6. Beugen Sie jetzt Ihre Knie leicht an und bleiben Sie in dieser Position.

7. Schütteln Sie Ihre Arme und bewegen Sie sich gleichzeitig auf und ab, einer Marionette ähnlich. Konzentrieren Sie sich dabei auf Ihr Problem und sagen Sie immer wieder zu sich selbst »weg damit!« Während Sie dies tun, atmen Sie hörbar aus. Dies machen Sie solange, bis Sie sich vollständig erleichtert fühlen.

8. Setzen Sie sich anschließend bequem 5–20 Minuten lang hin, konzentrieren Sie sich auf Ihren Chi-Punkt zwischen den Augenbrauen und wiederholen Sie das einmalige Ein- und zweimalige Ausatmen. Damit holen Sie das gute Chi zurück, das Sie durch die Anstrengung, Ihr schlechtes Chi loszuwerden, verloren haben. Denn der Sinn des Chi-Trainings besteht darin, das schlechte Chi aus Körper und Geist zu entlassen, um gutes Chi zu behalten oder wiederzugewinnen.

Shi-she wußte auch um das »Geheimnis des schwingenden Bambus«. Dieses bezieht sich auf die Gegebenheit, daß der menschliche Körper voller Akupunkturstellen ist, die auf den sogenannten Meridianen liegen. Jeder dieser Punkte hat seine Entsprechung in einem Körperorgan. Die stärkste Konzentration von Shüe-Dao, wie die Chinesen die Akupunkturpunkte nennen, findet sich an den Ohren und an den Fußsohlen.

Die modernen Fortbewegungsmittel sind schuld daran, daß unsere Füße die Erde immer seltener berühren. Anstatt sich mit Auto, Fahrrad oder öffentlichen Verkehrsmitteln von A nach B zu bewegen, wäre es wesentlich besser, die Strecke zu Fuß zurückzulegen; nicht nur wegen der Stabilisierung des Kreislaufs, sondern vor allem, weil die Erdstrahlen bzw. das Chi der Erde unmittelbar auf die Fußpunkte wirken. Leider verhindern sowohl Schuhe als auch die Tatsache, daß die meisten Straßen asphaltiert sind, einen unmittelbaren Kontakt zwischen Erde und Lebewesen, so daß wir unseres ursprünglichen Bezuges zu unserem Heimatplaneten verlustig gegangen sind. Zudem spürt man im zehnten Stock eines Hochhauses sicherlich nichts mehr von der heilenden Kraft der Erdenergien, weshalb es wichtig ist, zum Beispiel im Urlaub oder in der Freizeit, so oft wie möglich in der Natur barfuß zu gehen. Denken Sie nur daran, wie gesund und kraftvoll Sie sich fühlten, als Sie das letzte Mal ohne Schuhe am Strand spazierengingen. Sollten Sie einmal nach China kommen, dann besuchen Sie dort die alten Tempel. Sie werden im Heiligen Hain oft einen Gehweg finden, vor dem ein Schild mit der Aufschrift »Bitte nur barfuß betreten« steht. In diese Wege sind gelegentlich auch runde Steine oder Bambusteile eingesetzt, die dazu dienen, die Reflexzonen desjenigen zu stimulieren, der auf ihnen geht. Leider vergessen wir immer wieder, daß das, was uns durch das Universum trägt, die Erde, ein l e b e n d e r Planet ist und somit über Heilkraft-Strahlung verfügt, weshalb der richtige Kontakt zwischen Fußsohlen und Erde die Quelle für Gesundheit und somit auch für Schönheit ist. Shi-she, die dieses Erd-Geheimnis kannte, setzte es auf folgende Weise zur Steigerung ihrer Anmut ein:

1. Sie richtete die Augen geradeaus.
2. Sie entspannte ihren Nacken.
3. Sie stellte ihre Wirbelsäule senkrecht.
4. Sie hielt ihren Unterleib straff.
5. Sie konzentrierte sich auf ihren Balancepunkt, der sich in der Mitte der Linie Nabel – Schambein befindet.

6. Sie fing zu gehen an, indem sie zuerst den Ballen auf die Erde setzte und dann den Fuß nach vorne abrollte.

7. Während sie ging, trainierte sie ihren Atem: ein – aus – aus.

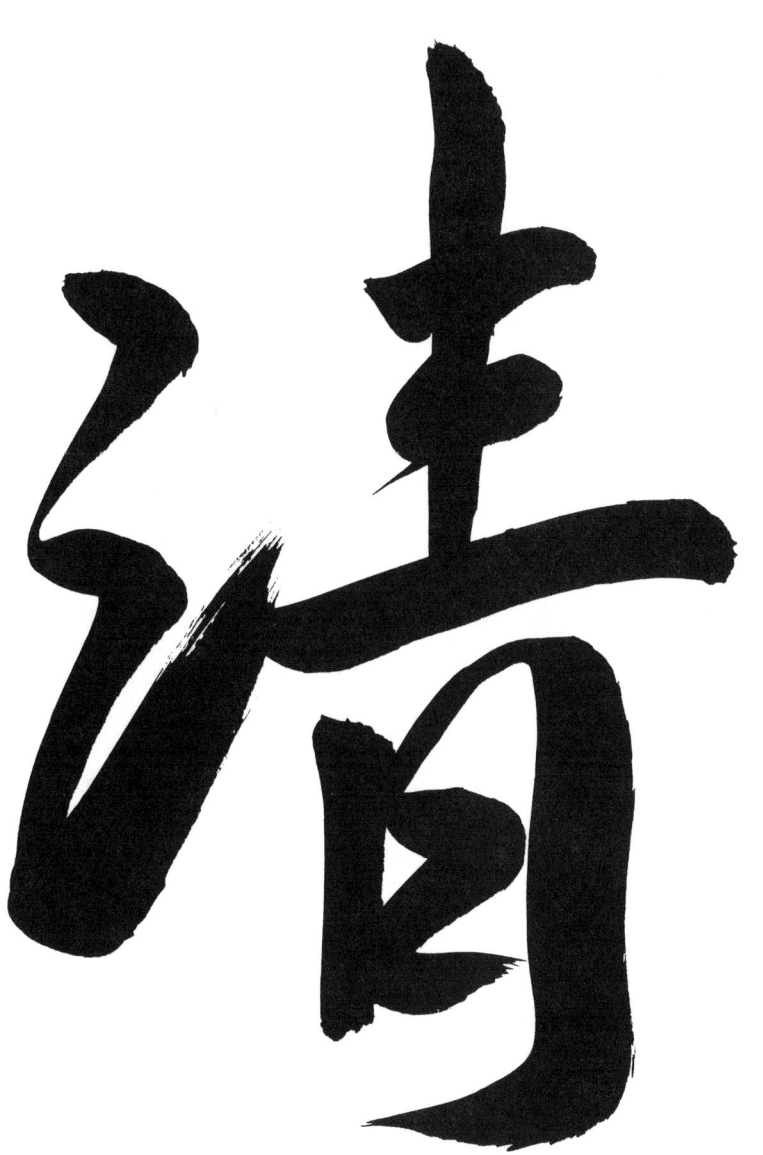

Reinheit (Ch'ing)

IV

Die Kunst,
der Schönheit Dauer zu verleihen

Obwohl Wang Chao-güen durch ihre Heirat gezwungen wurde, in die Mongolei zu ziehen, wo die Lebensbedingungen äußerst hart waren, vermochte sie, ihre Schönheit zu bewahren. Wir haben bereits gehört, daß sie nach dem Tod des Stammesfürsten dessen Sohn heiratete, was darauf schließen läßt, daß sie immer noch sehr attraktiv gewesen sein mußte. Es heißt, sie habe selbst im Tod noch unendliche Schönheit ausgestrahlt: Ihre Haut wirkte immer noch seiden, an ihren Augenwinkeln ließen sich keinerlei Falten finden, ihre Lippen waren hibiskusrot geblieben, und ihre Zähne glänzten wie Porzellan.

Viele Frauen wenden heutzutage eine Menge Geld und Zeit für kosmetische Gesichtsmassage auf. Eine Übertreibung dieser Praxis aber führt eher dazu, daß die Falten früher auftreten, weil das Gewebe durch die übermäßige Behandlung in Mitleidenschaft gezogen wird. Eine korrekte Chi-Massage jedoch greift das Gewebe nicht an, weil sie als Gesichts-Akupressur die Chi-Punkte vitalisiert, so daß diese von selbst aktiv werden können, um die Haut zu regenerieren. Der rechte Druck auf die rechte Akupressur-Stelle bringt das Ergebnis, das man erhofft. Dieser Druck kann durch leichtes Zwicken, behutsame Schläge, sanftes Klopfen oder zartes Reiben und Pressen erzeugt werden. Was in der Akupunktur geschieht, basiert auf demselben Prinzip, nur daß man bei dieser Praxis Nadeln nimmt, die erst nach 30 Minuten wieder entfernt werden. Der Grund für diese Wartezeit liegt darin, daß sich das Chi des Menschen in Kreisbahnen bewegt. Um an seinen Ausgangspunkt zurückzukehren, benötigt es etwa 30 Minuten. Bei der Eigen-Akupressurmassage hingegen wird der direkte Druck an der richtigen Stelle in Kombination mit dem Chi ausgeübt: Da Wang über diese Technik Bescheid wußte, wandte sie sie folgendermaßen an:

Die Chi-Übungen der Wang Chao-güen

1. Konzentrieren Sie sich auf den Chi-Punkt zwischen Ihren Augenbrauen.
2. Atmen Sie tief ein. Beim hörbaren Ausatmen klopfen Sie mit den Fingerkuppen neunmal die Partie zwischen Nase und Kinn um den Mund herum schnell ab. Der Anschlag Ihrer Finger sollte dem Stakkato des Klavierspiels ähnlich sein.
3. Üben Sie dies viermal.

Nun haben Sie insgesamt sechsunddreißigmal Ihre Chi-Punkte mit Stakkato-Druck vitalisiert. Sie werden sich fragen, warum ausgerechnet sechsunddreißigmal. Der Grund dafür liegt in der Quersumme: 3 + 6 = 9; und gemäß der Zahlenmagie aller Kulturen verheißt die Neun stets Erneuerung. Diese Erneuerung ist besonders für das Chi der Gesichtshaut vonnöten, weil das Gesicht als besonders exponierter Körperteil extrem stark den schädlichen Umwelteinflüssen ausgesetzt ist. Wenn man zudem bedenkt, daß eine Schwangerschaft neun Monate dauert, nach neun Monden also neues Leben entsteht, verwundert es nicht, daß die Potenzierung der magischen Zahl 3 hier anzuwenden ist. Hinzu kommt, daß das Idealmaß für die Atemzüge 18 pro Minute beträgt; auch hier ist die Quersumme die Neun. Das Idealmaß für den Puls liegt bei 72 Schlägen in der Minute – ebenfalls Quersumme 9. Die Neun verheißt also stets Wiedergeburt, Erneuerung, Kreativität, Schöpfung, Jugend.

Die vorhergeganene Übung bewirkt, daß Ihre Zähne und Ihr Zahnfleisch stark und gesund bleiben. Außerdem können in dieser Partie Falten vermieden bzw. geglättet werden. Und sogar Ihr Lächeln wird dadurch schöner. – Gewiß kann man sich im Alter auch liften lassen, aber vergessen Sie bitte nicht, daß man nicht alles schönheitschirurgisch behandeln lassen kann; beispielsweise den Hals.

In der folgenden Übung erklären wir, wie Sie die Haut am Hals straffen können; zusätzlich bewirkt dieses Training eine schnellere Zellerneuerung. Auch diese Übung können Sie zu jeder Tagezeit absolvieren, wann immer Sie Lust dazu haben; am besten aber nach der Gesichtswäsche.

1. Konzentrieren Sie sich auf Ihren Chi-Punkt zwischen den Augenbrauen.
2. Legen Sie beide Daumen an die Akupressurpunkte hinter Ihren Ohrläppchen (dort, wo Sie normalerweise Parfüm auflegen) und bewegen Sie beide Hände neunmal nicht zu schnell und nicht zu langsam in Richtung Kinn. Atmen sie dabei ganz normal. Schließen Sie die Augen und öffnen Sie sie erst nach dem neunten Mal.
3. Üben Sie dies viermal, so daß Sie die Bewegung insgesamt sechsunddreißigmal ausführen.

Nach einiger Zeit des Trainings können Sie das erreichen, was der weise *Dschuang-Dse* fordert: *Haut wie Eis und Schnee. Anmutig wie ein reines Mädchen.*[3]

Wang Chao-güen war es mit dieser Chi-Gesichtsmassage gelungen, selbst im hohen Alter ihre Schönheit zu bewahren. Sie verlieh dadurch ihrem Äußeren jene Dauer, die nötig ist, um vor den Jahren nicht kapitulieren zu müssen.

[3] Was für den blassen Europäer das Schönheitsideal der Bräune ist, bedeutet für den Chinesen das Ideal der Blässe bzw. der weißen Haut; daher der beliebte Vergleich mit Eis und Schnee.

昭

Vortrefflichkeit (Chao)

V

Die Kunst, in Schönheit zu erwachen

Die Schönheit und die erotische Ausstrahlung der berühmten »guifei« Yang Yühang sind in der chinesischen Kunst ein äußerst beliebtes Thema. Opern und Theaterstücke wurden über sie verfaßt, Gedichte geschrieben und ihre Schönheit in Bildwerken verewigt. Sie war nicht nur so schön, daß sich alle Welt vor ihr verneigte – ihre sinnliche Ausstrahlung wurde später nur noch von einer Marilyn Monroe oder einer Brigitte Bardot erreicht –, sie wußte auch um alle Geheimnisse der Liebeskunst. In einem Gedicht von *Bai Juyi* (772–846), in dem die Empfindungen des Kaisers Hsüang-Tsung wiedergegeben werden, heißt es:

> Ihr Haar gleicht den Wolken,
> ihr Antlitz dem Blütenfeld;
> und sie geht in güldenen Schuhen.
> Ihr Bett umgibt ein seidener Vorhang,
> den Hibiskusblumen zieren.
> Schon geht die Sonne auf,
> zu kurz war die vergang'ne Nacht,
> und das Aufsteh'n fällt genauso schwer
> wie die Rückkehr zu den Alltagspflichten.
> Die Lust ließ alle Zeit vergessen,
> und das Spiel des Frühlings
> nahm Nacht für Nacht
> das ganze Sein gefangen.
> Die Liebe aller Frauen

fand sich in einer einz'gen wieder,
die gold'ner war als der Palast.
Drum ward im Jadeturm
die Liebe trunken.

Im folgenden soll das Geheimnis der Yang dargelegt werden:
Wie es ihr möglich war, so schön zu werden, daß der Kaiser
seine Pflichten vernachlässigte und sich ganz und gar den
Wonnen der Liebe hingab.
Wenn Sie ihrem Beispiel folgen wollen, dann werden die
nächsten Übungen Ihnen mehr als ein glückliches Erwachen schenken.

Die Chi-Übungen der Yang Yühang

1. Wenn Sie erwachen, steigen Sie nicht gleich aus dem
   Bett.
2. Schließen Sie wieder Ihre Augen.
3. Atmen Sie einmal so tief wie möglich ein und halten Sie
   die Luft solange an, wie es Ihnen problemlos möglich ist.
4. Ziehen Sie nun Ihre Mundwinkel hoch, so als ob Sie
   lächeln würden.
5. Strecken und dehnen Sie Arme und Beine.
6. Bleiben Sie in dieser Position und halten Sie neun Sekunden lang den Atem an.
7. Atmen Sie nun hörbar aus.

Während dieses Trainings konzentrieren Sie sich auf Ihren
Chi-Punkt zwischen den Augenbrauen. Dies intensiviert
das Ergebnis.

Ein glückliches Erwachen setzt aber auch einen glücklichen Schlaf und angenehme Träume voraus. Wer schlecht geschlafen hat, steht nur ungern auf.

Um einen gesunden und tiefen Schlaf herbeizuführen, versuchen Sie sich bitte an folgenden Übungen:

1. Zwingen Sie sich nicht dazu, sofort einschlafen zu müssen.
2. Konzentrieren Sie sich auf Ihren Chi-Punkt.
3. Verschränken Sie Hände und Finger hinter Ihrem Kopf.
4. Verschränken Sie Ihre Beine wie beim Schneidersitz und ziehen Sie sie so nah wie möglich an Ihr Becken.
5. Behalten Sie diese Position bei und atmen Sie neun Minuten lang ganz natürlich.
6. Bringen Sie Arme und Beine langsam wieder in die gewohnte (Schlaf-) Position zurück.

Diese Übungen werden sich positiv auf die Organe Ihres Unterleibs auswirken. Wenn sich Ihr Partner diesem Training anschließt, wird er sicherlich denselben schönen Traum haben wie Sie selbst.

Die positive Wirkung dieser Übungen auf den Unterleib bedeutet auch eine Verbesserung des Verdauungs- und Ausscheidungsvorgangs, ein Gedanke, der schon im *Baopu-Dse,* einem bedeutenden Werk über taoistische Techniken (verfaßt von Ge Hong um 317 n. Chr.) auftaucht. Dort heißt es: *Wer ewig leben möchte, muß seinen Darm reinhalten.* Auch die indischen Yogis bedienen sich dieser Forderung: *Damit man für immer jung und gesund bleiben kann, dürfen im Gedärm keine Überreste sein.* Und auch die sinnliche Yang wußte, daß der größte Feind eines schönen Teints, eines angenehmen Geruchs und einer lang andauernden Gesundheit die Dinge sind, die des Nachts im Darm gären.

Wir wollen damit erklären, daß es zweckdienlich ist, v o r dem Zubettgehen die Toilette aufzusuchen, um sowohl die durch die Gärung der Speisen nachts entstehenden Gase zu vermeiden als auch frühzeitig Schadstoffe und Schlacken auszuscheiden. Da aber selbst nach der Ausscheidung immer einiges im Darm zurückbleibt, ist es notwendig, das Darmende mit Wasser auszuspülen, eine bei den Yogis trotz mangelnder technischer Hygienevorrichtungen stets geübte Tradition. Heute verfügen wir zwar über ein sehr bequemes Wasserklosett, doch dieser Komfort hat auch seine Schattenseiten: Während wir darauf sitzen, pressen wir unser Gedärm stark zusammen, daß niemals der gesamte Inhalt entweichen kann. Die antiken orientalischen Toiletten waren dagegen so konstruiert, daß sie zwar als unbequem gelten konnten, dafür aber der Gesundheit dienlich waren. Man mußte sich dabei der Beinkleider entledigen, in die Hocke gehen und in dieser Stellung »sein Geschäft verrichten«. Im Unterschied zur modernen Haltung blieb dabei die Wirbelsäule senkrecht und das Gedärm wurde nicht zusammengepreßt, sondern vermochte entspannt seinen Inhalt abzugeben. Da wir aber eben nicht mehr über dieses System verfügen, ist es um so nötiger, die Darmspülung durchzuführen, damit die Folgeerscheinungen der Darmträgheit, unter der in der modernen Welt Millionen Menschen leiden, beseitigt werden; genauso wie die Verdauungsbeschwerden selbst.

Diese Darmträgheit ist die Hauptursache für Mund- und Körpergeruch, unreine Haut, Haltungsschäden (ein Bauch voller Gase beeinflußt die Wirbelsäulenkrümmung) und nicht zuletzt für schlechte Träume. Somit hat die abendli-

che Entleerung auch den Vorteil, daß Sie gut schlafen werden und am nächsten Morgen dem Yang-Yühang-Prinzip
des glücklichen Erwachens folgen können.

潤

Glanz (Zuen)

VI

Im Licht der Lebenskraft

Viele westliche Menschen meinen, Chi gehöre zum Okkultismus, zur Esoterik oder zu einer Mystik, die nur wenigen Eingeweihten offensteht. Diese Ansicht ist leicht zu widerlegen, wenn wir bedenken, daß für das g e s a m t e Volk der Chinesen seit etwa 2500 Jahren das Chi etwas völlig Selbstverständliches ist und für das innere und äußere Vorwärtsschreiten verwendet wird. Schon *Meng-Dse* (371–289 v. Chr.) sagte: *»Wer sein Chi entwickelt, wird den rechten Weg finden. Dieses Chi ist die größte und stärkste Energie, die es gibt. Chi ist überall.«*

Wir wissen nicht genau, woher das Wort *»China«* stammt. Eine Theorie besagt, es käme vom peruanischen *»quinaquina«*, was soviel bedeutet wie *»die beste der Rinden«*. Aber kann es nicht auch sein, daß ein früher Besucher des Reiches der Mitte mit dem Verständnis von Chi in Berührung kam und seinen Landsleuten später darüber berichtete, indem er sagte: *»Dort (na) gibt es Chi?«* Möglicherweise ist diese Erklärung an den Haaren herbeigezogen, dennoch sollte man nicht verabsäumen, darüber nachzudenken.

Chi lebt also in allen Dingen, es ist Ihre Energie, Ihr Motor, Ihre Lebenskraft. Das Natürlichste, was es gibt, ist Chi. In allem, was man täglich berührt oder ißt, lebt das Chi. Es ist in Ihnen und um Sie herum. Damit Sie eine Verbindung mit Ihrem eigenen Chi und dem, das Sie umgibt, herstellen können, empfehlen wir folgende Übungen:

Die Chi-Übungen des unsichtbaren Apfels

1. Suchen Sie zu Hause einen ruhigen Platz auf.
2. Ziehen Sie sich so bequem wie möglich an. Das, was Sie tragen, sollte aus reiner Baumwolle, Leinen, Wolle oder Seide sein.
3. Setzen Sie sich komfortabel hin (es muß nicht der Schneidersitz sein), denn das kommende Training können Sie auch auf einem Stuhl, einer Couch oder auf dem Bett machen. Wichtig ist allein, daß Sie dabei möglichst entspannt sind.
4. Halten Sie Ihre Hände in Beckenhöhe so, als ob Sie Wasser in Ihnen aufbewahren würden. Verharren Sie mindestens fünf Minuten in dieser Position.
5. Bleiben Sie wie in Punkt 4. beschrieben, doch legen Sie nun eine Hand über die andere, ohne daß sich die Hände berühren, so als würden Sie einen unsichtbaren Apfel halten. Verharren Sie erneut fünf Minuten in dieser Stellung. Die Wärme, die Sie nun zwischen Ihren Händen verspüren, ist n i c h t reine Körperwärme – es ist das Chi.
6. Da Sie nun Ihr Chi kontrollieren können, ist es Ihnen möglich, es zum Beispiel zu Ihrer Stirn zu heben, zu Ihrer Brust oder zu Ihrem Becken. Auf diese Weise sind Sie imstande, jene drei wichtigsten Energiezentren Ihres Körpers gewissermaßen zu »laden«.

Der erste Energiepunkt, das Stirn-Zentrum, das die Inder als sechstes Chakra bezeichnen, heißt im Taoistischen *Shandan-tien.* Hier findet sich die geballte Konzentration, von der wir die ganze Zeit über gesprochen haben: Ihr drittes Auge. Wenn Sie das Chi zu Ihrem Stirn-Chakra heben, dann öffnen Sie damit Ihren Geist für die nicht direkt sichtbare Welt und können die Realität h i n t e r den Dingen wahrnehmen.

Der nächste Punkt, an den Sie das Chi tragen sollten, befindet sich am Ende Ihres Brustbeins. Es ist das dritte Chakra, das Solarplexuszentrum oder *Chong-dan-tien.* Eine Verbindung zwischen dem Chi und dieser Körperstelle hilft, die psychologischen Probleme, die sich als Verkrampfungen des Sonnengeflechts manifestiert haben, zu lösen. Mit anderen Worten: Die Probleme, die Sie im Kopf wälzen, lösen Sie nun »im Bauch«. Außerdem hilft das Chi an diesem Punkt, Ihre inneren Organe ins Gleichgewicht zu bringen.

Der letzte Punkt, der für Ihr Chi-Training in Frage kommt, befindet sich als zweites Chakra etwa fünf Finger unter Ihrem Nabel. Es ist *Sha-dan-tien* und bedeutet als Wasser-Zentrum Strömung und Vitalität. Der Einsatz des Chi an dieser Stelle wird Ihre Sinnlichkeit verstärken. Von hier aus werden auch die Nieren beeinflußt, die ja die Aufgabe haben, Schadstoffe aus dem Körper zu spülen, was wiederum der Schönheit dienlich ist.

Wenn Sie die vorangegangenen Übungen zu Hause verinnerlicht haben, dann sollten Sie sie auch in der Natur vollziehen. Sie werden spüren, wie sehr sich durch den Einfluß der irdischen und der kosmischen Energien die Wirkung potenziert.

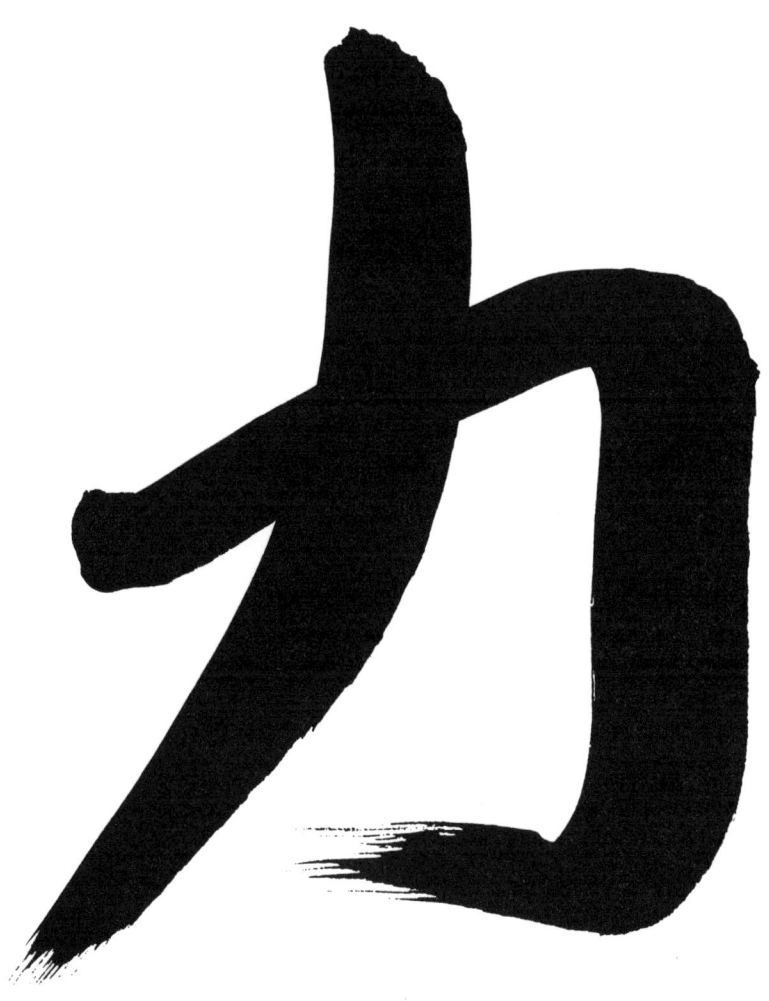

Kraft (Li)

VII

Yin-Yang-Chi

Die mittlerweile auch im Westen verbreitete Kenntnis der Yin-Yang-Polarität der gesamten Welt spielt beim Chi-Training eine gewichtige Rolle. Es gibt ein Yin-Chi für alles Weibliche und ein Yang-Chi für alles Männliche. Aber alles, was existiert, hat aufgrund der Polarität sowohl Yin- als auch Yang-Chi. Bei den Pflanzen erkennen wir diese Tatsache gerade noch an, doch wenn vom Menschen die Rede ist, wird sie meist außer acht gelassen. Aufgrund falscher Erziehung akzeptieren noch immer viel zu wenige Menschen, daß Frauen über einen männlichen Teil in sich verfügen und Männer über einen weiblichen. Wer also innerlich und äußerlich gesund – und somit schön – sein will, der sollte darauf achten, daß seine verschieden-geschlechtlichen Anteile in Harmonie miteinander sind, das heißt, jede Frau sollte ihre männlichen Eigenschaften auch tatsächlich zulassen und nicht durch falsches Geschlechsrollenverhalten verneinen. Gleiches gilt auch für die Männer. Erst wenn Yin und Yang miteinander in Einklang sind, entwickelt sich positives Chi. Der chinesischen Auffassung zufolge trägt – von vorne betrachtet – die linke Körperhälfte das Yang-Chi, die rechte das Yin-Chi. Von rückwärts gesehen verhält es sich umgekehrt.

Die im vorigen Kapitel unter Punkt 5 beschriebene Übung »Halten des unsichtbaren Apfels« dient auch dazu, diese Yin- und Yang-Energien zusammenzuführen. Im folgenden wollen wir aufzeigen, über welches Yin- bzw. Yang-Chi wichtige Begriffe, die unser Leben bestimmen, verfügen.

Die Chi-Balance des Lebens

Yin-Chi	Yang-Chi
Frau	Mann
Nacht	Tag
Mond	Sonne
Tod (Wiedergeburt)	Leben
schwarz	weiß
Wasser	Feuer
kalt	warm
geschlossen	offen
Seide	Baumwolle
Perlen	Gold
Boden	Himmel
Zucker	Salz
Erdreich	Holz
Zwerchfell	Leber
Niere	Herz
Magen	Lunge
Winter	Sommer
Herbst	Frühling

Viele Chinesen denken, das Yang-Chi habe mehr Kraft als das Yin-Chi. Diese Ansicht ist falsch, denn das Yin- und das Yang-Chi sind die beiden natürlichsten Existenzen im Universum. Solange sie in gleicher Größenordnung vorhanden sind, haben wir die Apokalypse nicht zu befürchten. Und solange sich Ihr Ying-Yang-Chi in Harmonie befindet, bleiben Ihnen Gesundheit und Schönheit erhalten.

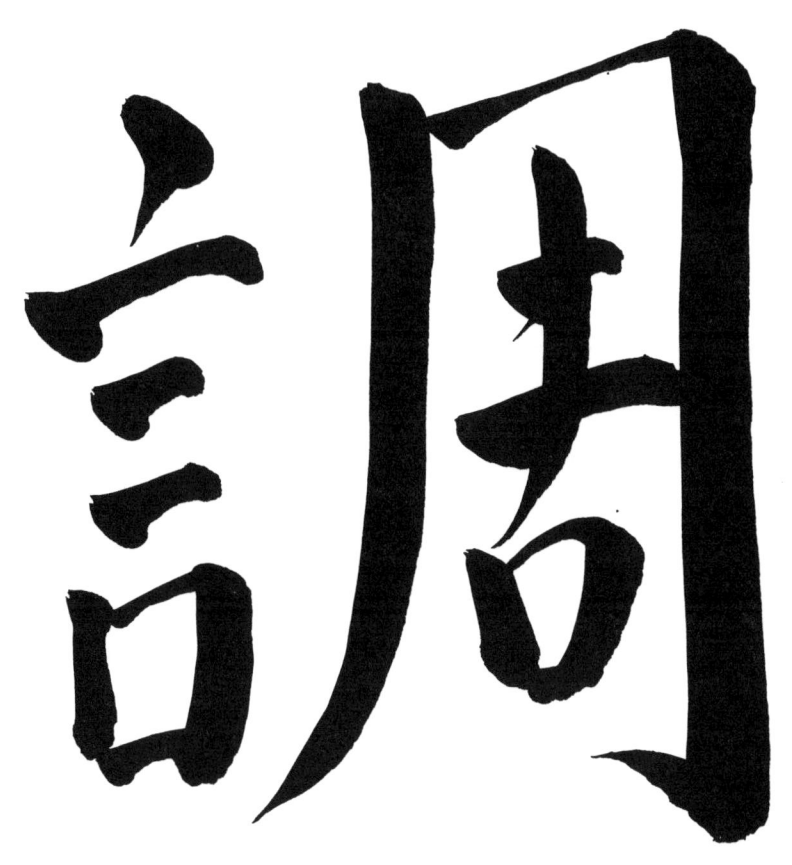

Balance (Tiao)

VIII

Chi-Essen

Wenn wir gesagt haben, daß das Chi überall ist, dann meinen wir damit tatsächlich überall, also auch in den Speisen, die Sie täglich zu sich nehmen. Die Tabelle auf der folgenden Seite soll Ihnen eine Orientierung über den Chi-Wert einiger Nahrungsmittel geben. Die Farbklassifizierung verhilft Ihnen dabei zu einem besseren Verständnis. *Weiß* bedeutet sehr gutes Chi, *Gelb* gutes Chi, *Braun* ein Chi, das weder positiv noch negativ ist, und *Schwarz* ein schlechtes Chi.

Je mehr Sie weißes Chi zu sich nehmen, desto besser werden Sie sich fühlen. Wer auf Fleisch nicht verzichten will, also bewußt schwarzes Chi zu sich nimmt, kann dennoch einen Ausgleich herbeiführen, indem er jeweils zusätzlich die d o p p e l t e Menge an weißem Chi ißt. Wer braunes Chi zu sich nimmt, kann durch die g l e i c h e Menge an weißem Chi die Balance wiederherstellen. Über das stärkste weiße Chi verfügen Sojabohnensprossen, Tofu und alle Sojabohnenprodukte. Da unzubereiteter Tofu nicht gerade köstlich schmeckt und die Tofu-Küche in Europa noch wenig bekannt ist, empfehlen wir auf den Seiten 81 bis 90 einige Vierpersonen-Rezepte für eine zeitsparende Tofuzubereitung.

Weiß	Gelb	Braun	Schwarz
frisches Obst (auch gekocht)	gekochtes Gemüse	verkochtes Gemüse	rotes Fleisch
frischer Salat	Reis	Obstkuchen	Wild
alles Gemüse, das man roh ißt	Weißbrot	Blechdosenprodukte	Alkohol
gut gekochte Bohnen	Nudeln	Kaffee	Nikotin
gekochte Eier	Spiegel- und Rühreier	Tee	Schokolade
Tofu	Huhn, Truthahn	Ente	Süßigkeiten
Sojabohnensprossen	Fisch	Meeresfrüchte	Innereien
Vollkornprodukte	Butter, Margarine	Pilze	Salz
Müsli	Kokosfett	Süßstoff	Zucker
Naturreis	Olivenöl, Pflanzenöle	Minze, Vanille	tierische Fette
Milchprodukte	Nüsse	Obstsaftkonzentrate	Wurst
Käse, Hefe	Kartoffeln	Bambussprossen	Pommes frites
Pfeffer	Obstessig	Weinessig	Mayonnaise
Knoblauch, Petersilie	Mehl	Schnecken	Sahne
Chili, Ingwer	Hirse	Fruchteis	Speck
Honig	Schlangen	Gelee	Schinken
Mineralwasser	Beeren	Kaviar	Limonade

Die Rezepte des Weißen Chi

Gebackener Tofu in Koriandersauce

500 g Tofu
$^1/_4$ l Sojasauce
$^1/_{16}$ l Sesamöl
1 Eßlöffel Koriander, fein geschnitten
2 Teelöffel Zucker

Den Tofu in daumendicke Scheiben schneiden, in die mit Öl erhitzte Pfanne geben, bei mittlerer Hitze backen, bis sich eine goldbraune Schicht bildet. Wenden, um dasselbe Ergebnis auf der anderen Seite zu erzielen.

In der Zwischenzeit bereiten Sie die Sauce vor. Die oben aufgeführten Zutaten vermischen, zuletzt den Koriander auf die Sauce streuen.

Die Sauce wird in die Mitte des Tisches gestellt, und jeder kann sein Tofustück mit Stäbchen darin eintunken.

Mittsommernachts-Tofu

500 g Tofu
2 Frühlingszwiebeln, fein geschnitten
1 Teelöffel Koriander, fein geschnitten
$^1/_2$ Eßlöffel geröstete Zwiebeln
1 gekochtes Ei
2 Eßlöffel Sojasauce
1 Teelöffel Sesamöl
1 Teelöffel Zucker
1 Messerspitze Salz
1 Eßlöffel Wasser

Tofu in kalter Salzlauge ca. fünf Minuten ziehen lassen. Aus der Lauge nehmen, in kleine Würfel schneiden und in eine Salatschüssel geben. Das gekochte Ei ebenfalls würfeln und dazugeben. Sojasauce, Sesamöl, Zucker, Salz und Wasser hineinrühren. Zuletzt mit Koriander, Frühlingszwiebeln und gerösteten Zwiebeln garnieren.

Tofu in kaiserlichem Mantel

500 g Tofu
3 Eier
$^1/_2$ Bund Schnittlauch
100 g Shrimps
1 Messerspitze Salz
1 Messerspitze Pfeffer
1 Messerspitze Zucker

Tofu in 5 mm dicke Scheiben schneiden (Dreiecksform).
Tofu in die mit Öl erhitzte Pfanne geben und leicht anrösten. Shrimps hinzugeben. Wenn diese gar sind, wird das mit Salz, Pfeffer und Zucker verquirlte Ei darübergegossen. Auf starker Flamme stocken lassen. Schnittlauch darüberstreuen und mit Reis servieren.

姿

Formsinn (Tse)

Tofu nach Familienart

500 g Tofu
1 große Karotte
2 Frühlingszwiebeln
eine halbe Peperoni (nach Belieben)
1 Zucchini
2 Eßlöffel Sojasauce
2 Teelöffel Zucker
1 Messerspitze Salz und Pfeffer

Schneiden Sie den Tofu in daumendicke Scheiben, die Karotten und Zucchini in sehr dünne schräge Scheiben. Die Frühlingszwiebeln werden in ca. 3 cm lange Streifen geteilt.

In einer zur Hälfte mit kaltem Wasser gefüllten Tasse vermischen Sie die Sojasauce mit Zucker, Salz und Pfeffer und eventuell etwas Mondamin.

Erhitzen Sie in zwei Pfannen etwas Pflanzen- oder Sesamöl. In der einen braten Sie den Tofu, bis er auf beiden Seiten goldbraun ist, in der anderen braten Sie das Gemüse leicht an. In die Gemüsepfanne geben Sie nun die vorbereitete Sauce und vermischen das Ganze. Anschließend fügen Sie den fertigen Tofu hinzu.

Servieren Sie dieses Gericht mit gedämpftem Reis.

Tofusuppe »Phoenix«

250 g Tofu
ein halbes Hähnchen
100 g Glasnudeln
1 Messerspitze Salz, Pfeffer und Zucker

Kochen Sie das Huhn gar. Lösen Sie dann das Fleisch von den Knochen und schneiden Sie es in kleine Stücke. Den Tofu ebenfalls klein schneiden und das Hühnerfleisch zusammen mit dem Tofu in die Brühe geben. Weichen Sie die Glasnudeln drei Minuten lang in heißem Wasser ein, schneiden Sie sie mit der Schere in die gewünschte Länge und geben Sie sie ebenfalls in die Brühe. Etwas Mondamin, Salz, Pfeffer, Zucker dazugeben – fertig.
Mit Brot servieren.
Das Gericht eignet sich auch als Vorspeise.

Tofu der chinesischen Großmutter

350 g Tofu
400 g Chinakohl
4 Eßlöffel Mehl
1 Eßlöffel Butter
1 Glas Milch
1 Eßlöffel Sahne
1 Messerspitze Salz und Pfeffer
150 g geriebener Parmesan

Chinakohl in Salzwasser kochen. Sobald er gar ist, in einem Sieb abtropfen lassen. Tofu in sehr dünne Scheiben schneiden und in Lagen in eine Backform schichten.
In einer Pfanne die Butter leicht erhitzen und zergehen lassen und das Mehl dazurühren. Milch und Sahne sowie Salz und Pfeffer hinzufügen. Den Chinakohl in seine Blätter zerlegen und zwei Minuten lang in der Sauce ziehen lassen.
Das Ganze über den Tofu geben, Parmesan darüberstreuen und 15 Minuten im vorgeheizten Ofen bei 250°C backen. Mit Schmetterlingsnudeln servieren.

Frühlingsregen-Tofu

500 g Tofu
250 g Sojabohnensprossen
3 Knoblauchzehen
1 Messerspitze Salz und Pfeffer

Tofu so dünn wie Kraut schneiden – nach beiden Richtungen, so daß ein Raster entsteht.

Öl in der Pfanne sehr heiß werden lassen, Knoblauch mit einem Messer zerdrücken und dazugeben. Tofu und Sojabohnensprossen in der Pfanne eine Minute lang wenden; mit Salz und Pfeffer würzen.

Mit Reis oder Nudeln als Beilage servieren.

Die chinesische Küche mit ihrer langen Tradition ist weltweit bekannt. Ein Koch, der mit den teuersten Zutaten die besten Gerichte zaubern kann, wird ein guter Koch genannt. Jemand, dem es möglich ist, aus dem preiswerten Tofu Köstlichkeiten zu kreieren, ist ein besserer Koch. Aber einer, der sein Chi während des Kochens mit dem Chi des Tofu vereint, ist der allerbeste Koch.

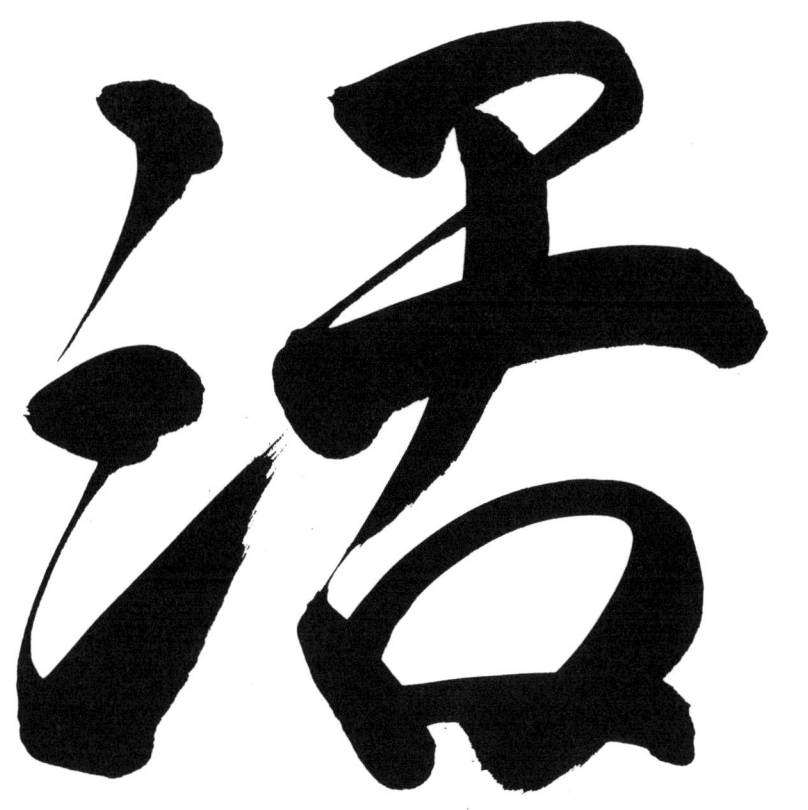

Leben (Huo)

IX

Im Garten hinter dem Jadetor

Die alten Chinesen erblickten die Schönheit einer Frau in ihren Augen und in ihrer Haut, und nicht, wie das heute im Westen üblich ist, in möglichst straffen Brüsten und Hinterbacken. Um diese zu erlangen, bedarf es schließlich auch nur schweißtreibenden Trainings, während eine Haut, so zart wie Seide, und Augen, die wie das Wasser im Mondlicht glänzen, allein aus der langjährigen Bemühung um eine schöne Seele stammen. Um über eine solche Seele verfügen zu können, verbanden die Chinesen ihr Chi mit ihrem Geist. Außerdem pflegte man – vor allem im kaiserlichen Palast – die Speisen nach ihrem Chi-Wert auszuwählen.

Selbst Frauen, die von Natur aus schön sind, verwenden äußere Hilfsmittel, um ihre Schönheit noch zu verstärken. Freilich sind diese Mittel meist nicht in der Lage, die gewünschte Wirkung herbeizuzaubern. Die Frauen wenden heute viel zu viel Make-up an und tragen dann eine schöne Maske. Diese stellt aber nichts anderes als einen wundervollen Rahmen ohne Bild dar. Würden Sie in einem Antiquitätengeschäft einen prächtig verzierten Rahmen kaufen und ihn nur seiner Schönheit wegen zu Hause an die Wand hängen?

Ich habe nichts gegen Kosmetika, doch ich unterscheide stark zwischen Hautpflege, die ich für sehr notwendig halte, und Make-up, das ich für weniger nötig befinde. Hautpflege ist schon der heutigen Umweltverschmutzung wegen sehr wichtig. Produkte, welche die Haut schützen, können sogar das schlechte Chi einer verunreinigten Umgebung von Ihrem eigenen guten Chi abhalten – einem Schutzfilm gleich, der ähnlich wie ein Sunblocker Sie vor schädlichen Einflüssen bewahrt. Ozonbelastung, Luftverschmutzung und Temperaturstürze können Ihnen dann weniger anhaben.

Damit Ihre Hautpflege ein herausragendes Ergebnis zeitigt, ist es nötig, sie mit Ihrem Chi zu vereinen. Beherzigen Sie also folgende Übungen:

Die Chi-Übungen des wolkenlosen Himmels

1. Beginnen Sie Ihre Gesichtswäsche an der Nasenpartie. Sammeln Sie lauwarmes Wasser in beiden Händen und ziehen Sie dieses Wasser durch kräftiges Einatmen in die Nase. Durch starkes Ausatmen lassen Sie es wieder herauslaufen.
2. Vollziehen Sie diese Übung insgesamt neunmal.
3. Waschen Sie nun das ganze Gesicht wie üblich.
4. Trocknen Sie Ihr Gesicht mit einem sehr rauhen Handtuch ab.
5. Tragen Sie nun Ihr Gesichtswasser auf. Anstatt es aber mit wirren Bewegungen einzumassieren, klopfen Sie es mit den Fingern in die Haut ein und zwar wie folgt: neunmal die Stirn- und Kinnpartie zugleich. Wiederholen Sie diesen Vorgang und verwenden Sie dabei die jeweils andere Hand. Klopfen Sie daraufhin das Gesichtswasser in die Wangenpartien neunmal ein und wiederholen Sie diese Prozedur wieder mit der jeweils anderen Hand.

6. Ihre Gesichtscreme tragen Sie nun auf folgende Weise auf: Mit den Fingerkuppen Ihrer rechten Hand reiben Sie die Creme von der rechten Schläfe in acht Ringbewegungen zur linken Schläfe. Die neunte Bewegung führt an Ihrem Backenknochen und der Wange entlang zum Kinn. Mit der linken Hand vollziehen Sie die gleichen Bewegungen in die andere Richtung. (Die Basis dieser und der vorhergehenden Übung ist das Yin-Yang-Chi-Prinzip, wie es im Kapitel *Yin-Yang-Chi* beschrieben wurde.)
7. Legen Sie Ihre Fingerkuppen an die Nasenwurzel und verreiben Sie die Gesichts- oder Augencreme in neun sanften Kreisbewegungen um Ihre Augenpartie.
8. Ihre Mundpartie behandeln Sie, indem Sie die Creme, mit der rechten Hand am rechten Mundwinkel beginnend, zum linken Mundwinkel und zum Ausgangspunkt zurück in neun Kreisbewegungen einmassieren. Mit der linken Hand verfahren Sie umgekehrt.

Wenn Sie diese Übungen einige Zeit praktizieren, werden Sie feststellen, daß Sie Ihren Make-up-Gebrauch reduziert und Ihre Schönheit wesentlich verbessert haben: Es ist Ihnen gelungen, die Chi-Schönheit entdeckt zu haben.

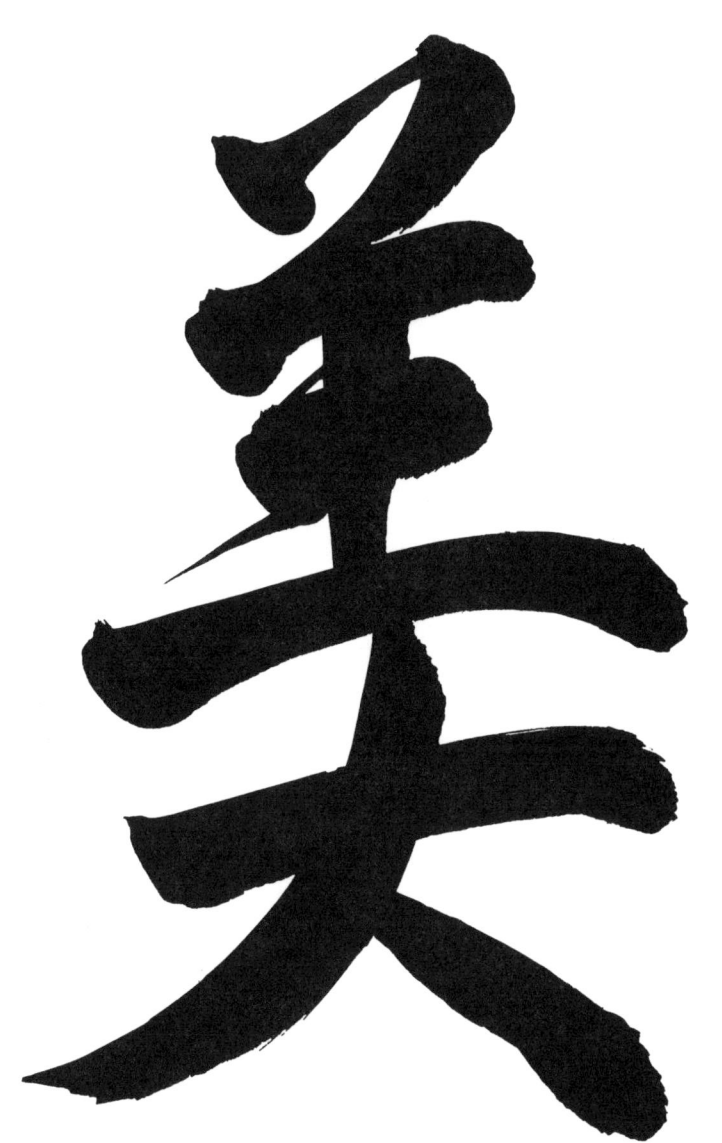

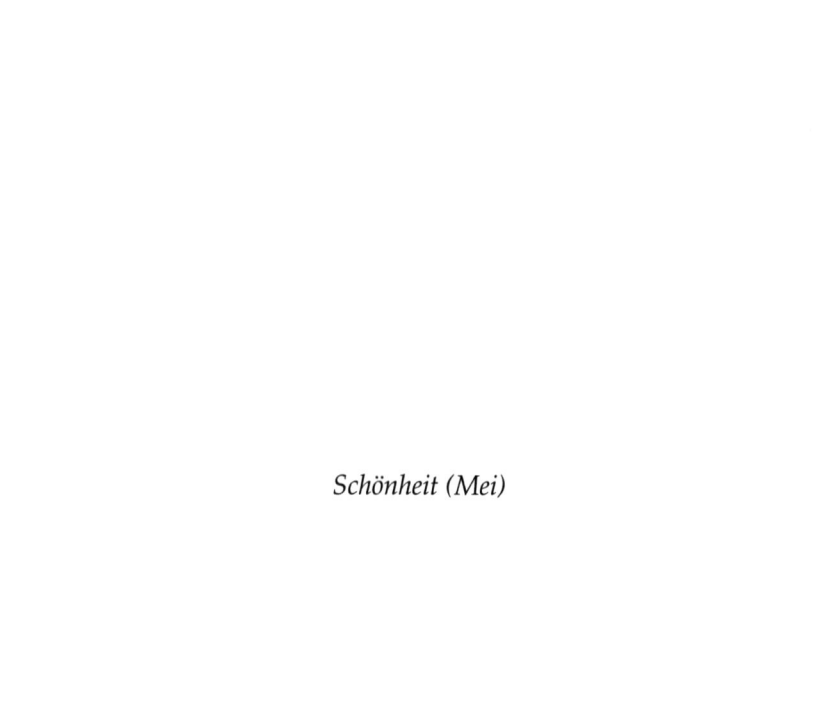

Schönheit (Mei)

Nachwort

Wenn der Berg Jadehaut sein eigen nennt,
glitzert er grün.
Wenn das Wasser Perlenaugen birgt,
schimmert es klar.
Wenn den Menschen Seelenreinheit ziert,
ist er schön

Chi-Dse
(Shang-Dynastie, ca. 1500–1025 v. Chr.)

Eine Frau mit Chi-Schönheit erkennt man schon von ferne. Eine Frau, die einem schönen Rahmen gleicht, wird man vielleicht aus der Nähe betrachten wollen, man wird sich jedoch nicht an sie erinnern. Chi-Schönheit ist das Ergebnis innerer und äußerer Übungen, welche die Seele ebenso positiv beeinflussen wie den Körper. Freilich brauchen Sie etwas Geduld, um das gewünschte Ergebnis zu erzielen: Chi-Übungen sind schließlich keine Express-Zaubermittel. Wenn Sie dieses Ergebnis aber erst einmal erzielt haben und die Übungen nicht vernachlässigen, wird Ihre Schönheit auch bestehen bleiben und Ihrem eigenen Schatten gleichen. Sollte dann zufällig der Kaiser von China darüberstolpern, können Sie sicher sein, daß er Sie zu seiner First Lady erküren wird …

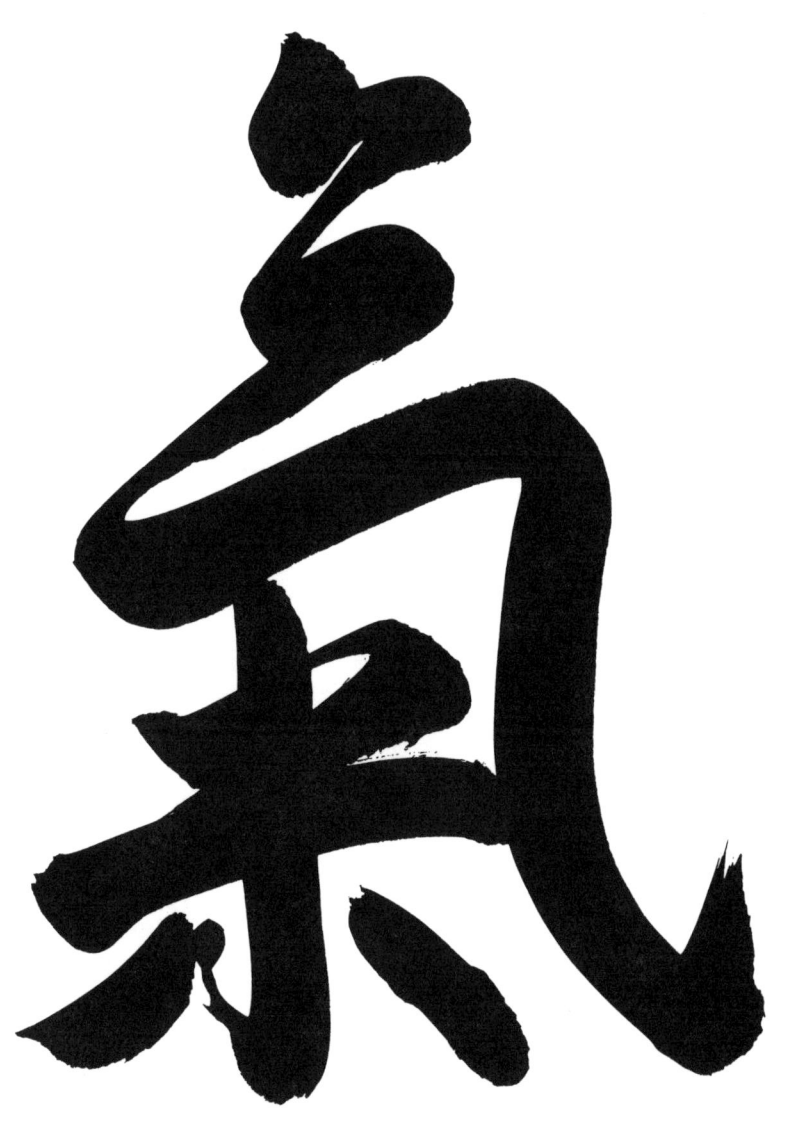

Lebenskraft (Chi)

Verzeichnis der Kalligraphien

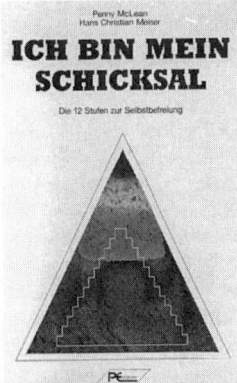

ICH BIN MEIN SCHICKSAL

Die 12 Stufen zur Selbstbefreiung

geb., 130 S.
ISBN 3-8138-0302-3

Von der gleichen Autorin:

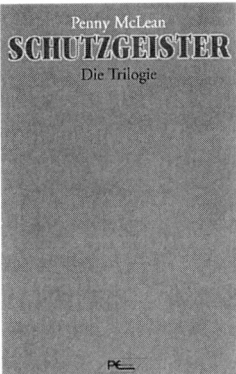

Penny McLean

SCHUTZGEISTER

Die Trilogie

geb., 381 S.
ISBN 3-8138-0290-6

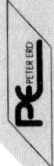

Das neue Buch von Sehnsucht und Suche

„Wenn man die Hinweise nicht beachtet, häufen sich die Probleme. Schließlich steht einem das Wasser bis zum Halse – und dann sprechen die Menschen von ‚Schicksal'."

Penny McLean und Co-Autor Dr. Hans Christian Meiser haben gemeinsam einen neuen Buchtyp kreiert, der sich als Mitmachbuch versteht: „Ich bin mein Schicksal" appelliert nicht nur an den Leser, sein bisheriges Denken und seine Verhaltensweisen zu überprüfen, sondern führt ihn als konstanter Begleiter durch die „12 Stufen der Selbstbefreiung".
Es gilt also, 12 Übungen in Reihenfolge zu absolvieren. Jeder erreichte Abschnitt ist ein Erfolgserlebnis und Ansporn, mit Bravour die nächste Hürde bzw. Stufe zu nehmen.
Lesen Sie, fühlen Sie, denken Sie – Sie werden sich verändern. Und vielleicht nie mehr so sein wollen, wie Sie vorher waren.

Bücher aus dem Peter-Erd-Programm finden Sie überall im Buchhandel.
Fordern Sie das kostenlose Gesamtverzeichnis an bei:

Verlag Peter Erd • Gaißacher Straße 18 • 81371 München
Telefon (0 89) 7 25 30 04
Fax (0 89) 7 25 01 41

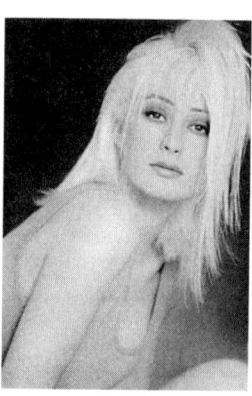

geb. m. Schutzumschlag, 280 S.,ISBN 3-8138-0288-4

Lauri-Rae

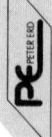

Vom Zauber der Erotik

„Die Sehnsucht nach Berührung" wird nie vergehen – auch wenn das Stadium des heißen Verliebtseins schon eine Weile her ist. Doch wann ist Zeit für „Zärtlichkeit, der Ausdruck von Wärme und Liebe"? Wie arrangiert mann/frau „vergnügliche Stunden", auf daß „die Lust auf Sex" geweckt wird?

Die Kapitelüberschriften von „Beglückende Sinnlichkeit" machen die Richtung des Bandes deutlich: Sympathisch einfühlsam möchte er Paare animieren, mit einer verfeinerten Erotik einander mehr Spaß und Lebensfreude zu bereiten. Was bedeutet: Von der Gastro-Liebesrezeptur bis zur Wahl der Dessous.

Lauri-Rae, Ex-Ehefrau von Bestseller-Autor Joachim H. Bürger und Fotomodell, gibt in diesem Band nicht nur aufregende Anregungen, sondern zeigt auch ihre schönsten (Körper-)Ansichten auf Kunstdruckpapier.

Bücher aus dem Peter-Erd-Programm finden Sie überall im Buchhandel.
Fordern Sie das kostenlose Gesamtverzeichnis an bei:

Verlag Peter Erd • Gaißacher Straße 18 • 81371 München
Telefon (0 89) 7 25 30 04
Fax (0 89) 7 25 01 41

Britt Menrow

Geheimnisvolle Duft-Welt

Begegnungen mit ätherischen Ölen

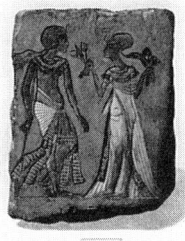

geb., 120 S.
ISBN 3-8138-0305-8

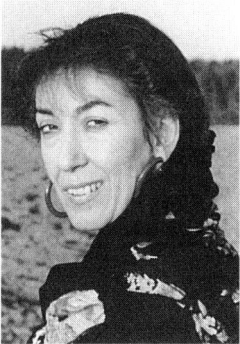

Britt Menrow

Im Reich der Düfte

„Rosen auf den Weg gestreut und des Harms vergessen."

Blumen, wie Pflanzen allgemein, erfreuen nicht nur durch ihren Anblick, sondern helfen und heilen. Prominentestes Beispiel dafür ist die Rose – wie hier in der Zeile eines alten Volkslieds zitiert. Der Mythos, mit dem die Rose und ihr Duft seit Jahrhunderten in der Menschheitsgeschichte verankert ist, steht auch am Anfang des Buches „Geheimnisvolle Duft-Welt", das in die Begegnungen mit ätherischen Ölen einführt.

Die Vielfalt und Konzentration dieser Duftstoffe hat aufgrund langjähriger therapeutischer Erfahrungen neben der angenehmen Sinneserfahrung den Effekt, ausgleichend und stabilisierend auf Körper und Geist zu wirken.

Britt Menrow arbeitet seit vielen Jahren als Heilpraktikerin auf dem Gebiet der Verhaltens-Therapie und ist auch als Beraterin in Seminaren mit dem Schwerpunkt Persönlichkeitsentwicklung aktiv.

Bücher aus dem Peter-Erd-Programm finden Sie überall im Buchhandel.
Fordern Sie das kostenlose Gesamtverzeichnis an bei:

Verlag Peter Erd • Gaißacher Straße 18 • 81371 München
Telefon (0 89) 7 25 30 04
Fax (0 89) 7 25 01 41

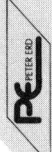

Gérard Edde

Tao der Lust

Gérard Edde, Spezialist für chinesische und indische Heilverfahren, weist in „Tao der Lust" Wege zu sexueller Erfüllung. Dabei nimmt er

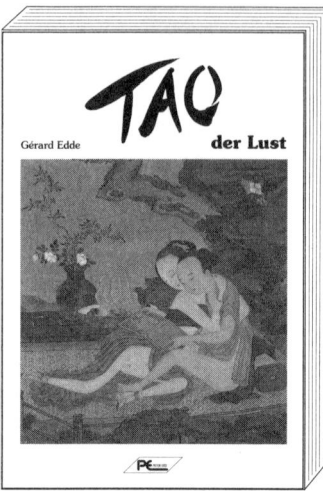

Gérard Edde · der Lust

110 Seiten, gebunden,
ISBN 3-8138-0320-1

Bezug auf das Nei-King, das erste große Werk über Akupunktur, das vermutlich der legendäre „Gelbe Kaiser" Hoang Ti verfaßt hat. Seine Lehren von der sexuellen Erfüllung bilden einen offiziellen Zweig der chinesischen Medizin und beruhen auf der Theorie von Yin und Yang und der Erkenntnis über die Energiekreisläufe im menschlichen Körper. Im Taoismus gilt das richtige sexuelle Verhalten als eine der Hauptursachen von Gesundheit und langem Leben.

„Tao der Lust" erklärt mit Hilfe zahlreicher Abbildungen die Grundlagen der taoistischen Heilkunde und Sexologie, nennt Rezepte für eine ernährungsbezogene Tao-Therapie, gibt Tips zur Pflege der sexuellen Energie und behandelt ausführlich Methoden und Techniken zur Behebung sexueller Störungen bei Mann und Frau.

So vereint „Tao der Lust" das äußerst Angenehme mit dem Nützlichen: Ekstase im Liebesleben und Gesundheit durch Sex!

Bücher aus dem Peter-Erd-Programm finden Sie überall im Buchhandel.
Fordern Sie das kostenlose Gesamtverzeichnis an bei:
Verlag Peter Erd · Gaißacher Straße 18 · 81371 München,
Telefon (089) 725 30 04 · Fax (089) 725 01 41

Ratgeber Partnerschaft

TSU

Wu Yu-Tang

EROTISCHE REFLEXZONENMASSAGE

PE

geb., 144 S.
ISBN 3-8138-0289-2

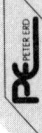

Tsu– die erotische Reflexzonenmassage

Jede Massage hat für den Empfänger neben dem gesundheitlichen auch einen genießerischen Aspekt, der eindeutig von sexuellen Empfindungen begleitet wird. Jeder mag es, aber kaum einer spricht darüber, wie sehr das durch die Berührung ausgelöste ‚Kribbeln‘ im Körper und auf der Haut guttut. Dabei entspricht der körperliche Kontakt unserer natürlichen Neigung nach Zärtlichkeit und Berührung.

Welche unglaublichen Spielräume der Körperkontakt als Urform menschlicher Kommunikation birgt, ist nachzulesen: In „Tsu – erotische Reflexzonenmassage" beschreibt Wu Yu-Tang die Feinheiten der chinesischen Massage, die nicht nur zu neuen Höhepunkten des erotischen Zusammenseins führen, sondern auch Ängste und Probleme im sexuellen Bereich auf sanfte Art beseitigen helfen.

Bücher aus dem Peter-Erd-Programm finden Sie überall im Buchhandel.
Fordern Sie das kostenlose Gesamtverzeichnis an bei:

Verlag Peter Erd • Gaißacher Straße 18 • 81371 München
Telefon (0 89) 7 25 30 04
Fax (0 89) 7 25 01 41

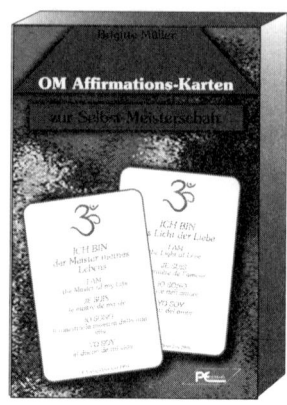